Heilende Techniken

Ein kleiner Helfer für die Psyche

Tina Maria Wolf

Heilende Techniken

Ein kleiner Helfer für die Psyche

Nützliches für die
Wiederherstellung
des psychischen
Gleichgewichtes

LOTUS PRESS

Die Methoden und Anregungen in diesem Buch stellen die Meinung und Erfahrung der Autorin dar. Sie wurden nach bestem Wissen erstellt und mit größtmöglicher Sorgfalt geprüft, ersetzen jedoch keine medizinische Diagnose oder Behandlung. Jeder Leser ist für das eigene Tun und Lassen auch weiterhin selbst verantwortlich. Weder Autorin noch Verlag können für eventuelle Nachteile oder Schäden, die aus den im Buch gegebenen praktischen Ratschlägen resultieren, eine Haftung übernehmen.

Wolf, Tina Maria: Heilende Techniken - Ein kleiner Helfer für die Psyche: Nützliches für die Wiederherstellung des psychischen Gleichgewichtes

Zerhusener Str. 31a
49393 Lohne
Germany

www.lotus-press.com

ISBN-13: 978-3-935367-87-5

Inhalt

Einleitung

Lieber Leser,

dieses Buch soll dir ein bisschen mehr Glück ermöglichen, dir mehr Wohlergehen und Zufriedenheit schenken und dir helfen, dich zu heilen, wenn es nötig ist. Der Dalai Lama sagte einmal, dass der ganze Zweck unseres Daseins Glück und Zufriedenheit ist und die ganze Ausrichtung unseres Lebens in Richtung dieses Glücks geht. Ich schließe mich ihm vollständig an, wohl wissend, dass es sein kann, dass diese Überzeugung gerade nicht passend für dich erscheinen mag.

Auch bei vielen anderen Menschen, die ich kennenlernte, schien das Leben vielmehr in Richtung Unglück ausgerichtet zu sein. Mit ein wenig Arbeit, Zuversicht und positiver Energie ist es möglich, das zu ändern. Es würde mich freuen, wenn du die ein oder andere unkonventionelle Technik, die ich später vorstelle, einfach mal ausprobierst. Vielleicht gibt es in diesem Buch für dich eine Methode, die dir ein wenig Hilfe und Unterstützung bietet und vielleicht ist sogar eine Technik dabei, die deinem Leben die entscheidende Wendung verleiht - die Wendung in Richtung deines Glücks. Ich weiß, dass es möglich ist.

Lange Zeit habe ich darüber nachgedacht, ob ich dieses Buch schreiben soll und es schließlich einfach getan. Mein Leben führte mich zu vielen unterschiedlichen Menschen, denen ich versuchte behilflich zu sein. Manchen konnte ich mehr helfen, anderen weniger. Ich habe Menschen kennengelernt, die von einem auf den anderen Tag in eine Depression verfallen sind, trauernde Menschen, Menschen die unter den Erinnerungen von traumatischen Erlebnissen litten und andere, die nicht wussten, dass ihre seelischen Qualen von weit zurückliegenden Traumata herrührten. Einige hörten Stimmen, andere glaubten, sie seien auserwählt, weil sie im Gegensatz zu allen anderen von geheimen Verschwörungen wussten. Viele waren hochintelligent und ich habe eine Menge von ihnen lernen dürfen. Manche hatten Panikattacken und konnten nicht alleine einen Supermarkt betreten, andere hatten Angst vor Menschen und wieder andere hatten einfach Angst, ohne zu wissen wovor. Ich sah Menschen, die sich selbst verletzten und Menschen, die nicht anders konnten, als mit jedem früher oder später einen Streit zu beginnen. Mit einem ging ich Woche für Woche über Jahre denselben Weg zum Supermarkt, durch dieselben Gänge und kaufte exakt die gleichen Lebensmittel ein. Vielen sah ich quasi beim Grübeln zu und wir sprachen Woche für Woche über dieselben negativen Gedankenspiralen, die einfach nicht abzustellen waren. Meine Klienten waren oft übergewichtig und wollten unbedingt abnehmen; einige waren untergewichtig und wollten auch unbedingt abnehmen. Es gab Menschen, die glaubten, sie seien krank, doch der Körper spielte ihnen nur einen Streich. Bei wieder anderen folgte auf eine körperliche Erkrankung gleich die nächste und das über Jahre. Nun, ich könnte diese Aufzählung noch weiter ausführen, aber ich möchte lieber noch hinzufügen, was allen gemein war: Sie konnten nichts dafür.

Ob es mir bei meiner Arbeit tatsächlich behilflich war, könnten nur meine Klienten beantworten, die aufgrund der professionellen Distanz, die ich einhielt, nichts davon wussten - aufgrund meiner eigenen Biographie war auch ich ein wenig betroffen. Auch ich hatte unter den Folgen von traumatischen Erlebnissen in meiner Kindheit zu leiden und auch ich konnte nichts dafür. Noch heute kullert manchmal ein kleines Tränchen, wenn ich zu mir sage: „Du kannst nichts dafür!“ Falls auch du betroffen bist, lieber Leser, so sage ich dir jetzt eindrücklich, dass auch du nichts dafür kannst - du bist nicht schuld. Du trägst auch dann keine Schuld, wenn es dir derzeit nicht möglich ist, dieses Buch ganz durchzulesen und auch dann nicht, wenn du es nicht schaffst, auch nur eine einzige Übung aus diesem Buch zu praktizieren. Manchmal benötigten wir eine Menge an theoretischem Input, um ins Tun zu kommen.

Die Schwere meiner Erkrankung hatte nicht ein solches Ausmaß, wie bei meinen Klienten, die teilweise nicht mehr auf dem ersten Arbeitsmarkt tätig werden konnten, aber sie nahm auch mir auf den ersten Blick eine Menge Lebensqualität und zwang mich dazu mein Leben einzuschränken und mich intensiv damit zu beschäftigen, wie ich diese nervigen Symptome wieder loswerde. Meine damalige Therapeutin sagte einmal: „Vielleicht wirken Sie auf ihre Klienten wie Homöopathie“. Sie meinte, ich mit einer leichteren psychischen Erkrankung könnte Menschen mit schweren psychischen Erkrankungen vielleicht besonders gut helfen. Nun ja, ich weiß es nicht. Es spricht sicherlich auch vieles für einen unbeschwerten Helfer. Heute gibt es aber auch Genesungsbegleiter, die betroffen waren und jetzt unterstützend in psychiatrischen Einrichtungen eingesetzt werden. Das Modell funktioniert gut und ist sehr fortschrittlich. Für einen Genesungsbegleiter ist es sicherlich befreiend, dass er kein Geheimnis daraus machen muss, einmal erkrankt gewesen zu sein, und ein offener Umgang mit der Erkrankung unterstützt die Anti-Stigma-Bewegung. Eine psychische Erkrankung ist leider auch heute noch häufig mit einer Stigmatisierung verbunden.

Ich habe mich früh dazu entschieden, diesen Teil von mir für mich zu behalten. In Coaching- und Beratungssituationen geht es immer um den Klienten, da ist es sowieso gut, als Berater unsichtbar zu sein und privat habe ich mich dazu entschlossen, die Erfahrung von Leid und Schwere nicht auf andere abzuladen, so dass ich nur sehr nahestehenden Menschen davon berichtet habe. Eigentlich, und ich hoffe das animiert dich, dieses Buch zu lesen, habe ich mein Leiden größtenteils vergessen und musste für dieses Buch sehr in meinen Erinnerungen graben.

Immer dann, wenn mir in Beratungs- oder Betreuungssituationen der Klient sagte, und das kam nicht selten vor, dass ich ihn sowieso nicht verstehen würde, da ich ein so starker Mensch sei und niemals eine Panikattacke gehabt hätte, dann schmunzelte ich innerlich und verriet mich beinahe durch das Heben einer Augenbraue. Es wäre anmaßend zu behaupten, ich könne das Leid der psychisch Erkrankten nachvollziehen, da ich weder über Psychiatrieerfahrung verfüge noch aus dem Berufsleben ausscheiden musste oder die Folgen der Stigmatisierung zu spüren bekam, aber ich habe ein großes Verständnis und ganz viel Mitgefühl, denn ich stehe mit ihnen auf ihrer Seite, allerdings inkognito. Ich lebte mit einem Geheimnis und schlüpfte in eine Rolle, um mich vor negativen Konsequenzen zu schützen. Der Verlust meiner Authentizität kostete viel Kraft, denn nicht man selbst sein zu dürfen, ist sehr anstrengend. Ob ich es anders machen würde, könnte ich die Zeit zurückdrehen - ich weiß es nicht. Es hat Vor- und Nachteile mit einer psychischen Erkrankung offen umzugehen. Das ist eine sehr individuelle Entscheidung.

Leider ist es so, dass in unserer Leistungsgesellschaft Menschen mit Beeinträchtigungen viele Türen versperrt bleiben. Manchmal denke ich, wir müssen verrückt sein, überhaupt mithalten zu wollen und unsere Arbeit in einer Dauerstressschleife zu verrichten mit dem Ziel, ausreichend materialistisch versorgt zu sein, einmal im Jahr in einer anderen Kultur Urlaub zu machen und auf unseren Ruhestand zu warten, um dann endlich das zu tun, was wir eigentlich gerne tun. Viele schaffen es gar nicht bis zur Rente, weil sich die seelische Not und der Stress vielleicht in ihrem Fall nicht auf die Psyche, sondern auf den

Körper in Form von somatischen Krankheiten geschlagen hat. Man vermutet, dass die Menschen früher als Jäger und Sammler nur ein paar Stunden am Tag ihren Versorgungstätigkeiten nachgingen und sich den Rest des Tages in Gesellschaft entspannten. Da ist es doch fraglich, ob es überhaupt natürlich und erstrebenswert ist, eine 40-Stunden-Woche über 40 Jahre lang durchzuhalten und das mit einer immer höher werdenden Arbeitsintensität und ständiger Erreichbarkeit.

Als ehemals Betroffene, als Beraterin, Betreuerin, als Coachin und einfach als Mensch liegen mir meine Klienten sehr am Herzen, wie auch alle Menschen, die von psychischen Krankheiten betroffen sind, denn sie müssen mit viel weniger Ressourcen in unserer Gesellschaft Anerkennung finden. Es sind doch gerade die besonders klugen, die besonders sensiblen und feinsinnigen und die besonders kreativen Seelen, die in unserer heutigen Leistungsgesellschaft nicht den Platz haben, der ihnen zustände.

Da ich mein Leben lang nach Lösungen und Hilfen gesucht habe, habe ich hier für Interessierte zusammentragen, was ich gefunden, beobachtet oder gelernt habe und für hilfreich halte. Dieses Buch ist geschrieben für Menschen, die in irgendeiner Weise mit ihrer Psyche zu kämpfen haben, in welcher Form auch immer. Ich kann nicht behaupten vollständig geheilt zu sein, aber es geht mir sehr viel besser. Und dieser Hauch von Unwohlsein, der mich dann und wann mal einholt und an meine schwere Lebensphase erinnert, der gehört zu mir und stört mich nicht mehr viel. Mir haben viele verschiedenen konventionelle und unkonventionelle Methoden geholfen. Einige Übungen konnte ich gut verstehen, andere dagegen erschienen mir rätselhaft, haben aber einfach geholfen. Ich bin zum Meister meiner selbst geworden und habe irgendwann die Kunst beherrscht, zu verstehen, was mir wann hilft.

Ich beschreibe aber auch Ansätze, die ich während meiner beruflichen Laufbahn beobachtete und die sich für meine Klienten als wirkungsvoll herausstellten. Ihnen möchte ich danken, sowie allen, die mich ermutigt haben, meinem Schreibdrang endlich einmal nachzugeben.

Dieses ist mein subjektiver Blickwinkel und ich wünsche dir, dass dich dieser Blickwinkel auf der Suche nach Genesung weiterbringt. Für jeden Menschen gibt es eine heilende Medizin und es ist eine Aufgabe des Lebens, unsere persönliche Medizin zu finden. Das kann Glaube, Yoga, Joggen, Aufräumen, ein Gesprächspartner, ein Medikament und vieles andere sein. Vielleicht ist deine Medizin in diesem Buch enthalten, vielleicht musst du noch weitersuchen.

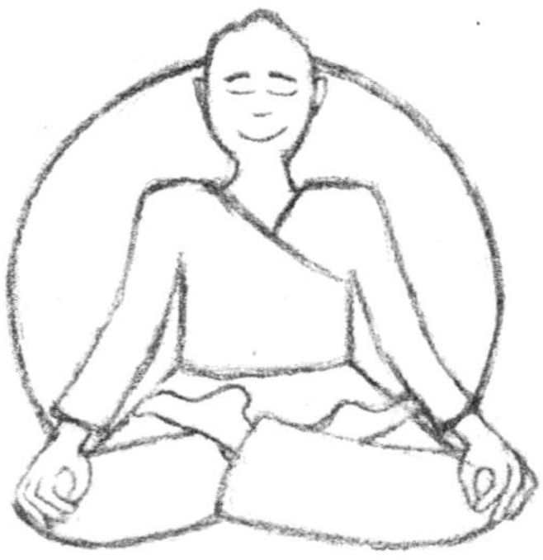

Bücher können verwandeln - ich hoffe, du kannst die Energie hinter den Wörtern spüren, wenn du sie liest. Lass dieses Buch zu deinem Ishti (Sanskrit इष्टि iṣṭi: Antrieb, Förderung; Helfer) werden. Zur Erleichterung des Nachschlagens habe ich kurze zusammenfassende Tipps zu den einzelnen Kapiteln, gekennzeichnet mit „Ishti:…“, eingefügt.

Alle Tipps, Ratschläge und Empfehlungen aus diesem Buch sind nur Anreize für dich und ersetzen keinen Arzt.

Aus Gründen der leichteren Lesbarkeit habe ich die gewohnte männliche Sprachform verwendet.

Um meine Klienten zu schützen, habe ich persönliche Details in den Fallgeschichten verfälscht.

Einführung

Wann ist man psychisch krank?

Jeder Mensch kennt Hochs und Tiefs und die meisten kommen mit diesem Auf und Ab ganz gut ohne professionelle Hilfe zurecht, einfach indem sie sich mit ihrem Partner oder Freunden austauschen. Wann die Grenze überschritten wurde und sich eine psychische Krankheit andeutet, ist nicht immer leicht festzustellen. Ein Anzeichen könnte zum Beispiel sein, dass wir dauerhaft ängstlich oder niedergeschlagen sind oder an körperlichen Beschwerden leiden, für die sich keine organischen Ursachen finden lassen. Bei mir kamen die Panikattacken so unerwartet, plötzlich und heftig, dass kein Zweifel daran bestand, dass irgendetwas mit mir nicht in Ordnung war. Bei vielen anderen entwickelten sich die Beschwerden aber über einen längeren Zeitraum und setzten sich schleichend und unmerklich fest.

Es gibt einige Fragen, die wir uns stellen können, um festzustellen, ob sich vielleicht eine psychische Krise andeutet: Ist an mir etwas anders als sonst? Bin ich verändert? Wenn ja, gab es hierfür einen Auslöser? Gelingt es mir, meine tägliche Arbeit ohne Mühe zu verrichten? Leide ich vermehrt unter körperlichen Beschwerden? Mache ich mir ständig Sorgen? Grüble ich ständig? Schlafe ich zu viel oder zu wenig? Fühle ich mich unausgeglichen, gereizt oder sogar hasserfüllt? Habe ich mich in der letzten Zeit häufig krankschreiben lassen? Gibt es jemanden, mit dem ich meine Probleme besprechen kann? Ziehe ich mich mehr und mehr zurück? Habe ich eine schlechte Work-Life-Balance? Ist mir alles egal? Empfinde ich noch Freude? Habe ich Selbstmordgedanken? Trau ich mich vielleicht nicht mehr überall hin? Fällt es mir schwer aufzustehen, weil mein Tag so belastend und anstrengend ist? Arbeite ich nur noch? Warum habe ich dieses Buch gekauft?

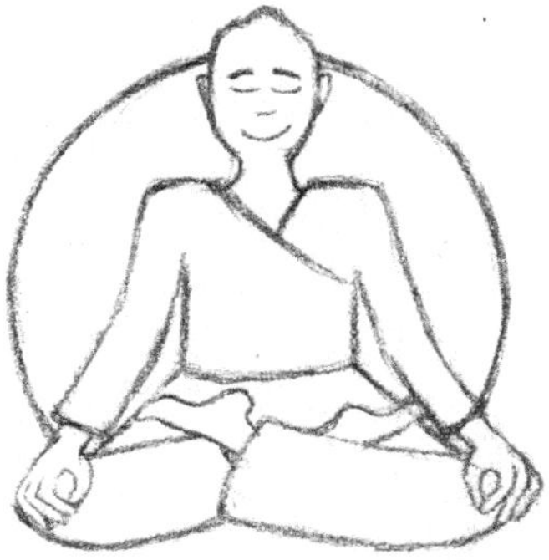

Ishti: Wenn du den Verdacht hast, aus dem psychischen Gleichgewicht geraten zu sein, dann überprüfe dich anhand der obigen Fragen. Bei mehreren verdächtigen Antworten kann es sinnvoll sein, etwas für dein psychisches Gleichgewicht zu tun.

Die Sache mit der Diagnose

„Die Medizin ist so weit fortgeschritten, dass niemand mehr gesund ist.“

Aldous Huxley

Ca. 28 Prozent der erwachsenen Bevölkerung in Deutschland sind jährlich von einer psychischen Erkrankung betroffen. Also sind wir Betroffenen schon mal nicht allein. Ganz vorne stehen Ängste, Depressionen und Suchterkrankungen, gefolgt von vielen weiteren Diagnosen.

Aber was ist überhaupt eine Diagnose? Laut Wörterbuch ist es die Feststellung oder Bestimmung einer körperlichen oder psychischen Krankheit durch den Arzt. Die Weltgesundheitsorganisation (WHO) gibt die internationale Klassifikation der Krankheiten (ICD-10) aus und führt psychische und Verhaltensstörungen in Form von Diagnosen im Kapitel fünf auf. Diagnosen haben die Funktion, eine Hilfe bei der Behandlung der jeweiligen Krankheit zu sein. Sie werden in Bezug auf psychische Erkrankungen zumeist von einem Psychiater oder Neurologen gestellt. Diese benötigen die Diagnosen einfach, um Leiden zu lindern - und nur dazu. Damit meine ich, dass Diagnosen an eine Funktion gebunden sind und es ein Missbrauch wäre, diese z.B. auf Menschen zu übertragen, die weder Leidensdruck haben noch in Gefahr sind. Sind sie einmal gestellt, können Betroffene ihre Diagnose als Hilfsmittel benutzen und sich über die Erkrankung informieren. Diagnosen sind aber von Menschen gemachte abstrakte Modelle. Den einen Depressiven oder den einen Angstpatienten gibt es nicht. Deshalb empfehle ich, sie nicht allzu ernst zu nehmen.

Ich habe es nicht selten erlebt, dass Betroffene sich mir vorgestellt haben und direkt im zweiten Satz erwähnten, welche Diagnose sie haben und was sie aus diesen Gründen nicht können. Es stellt sich hier doch die Frage, ob in diesem Fall die strenge Identifikation mit der Diagnose vielleicht ein Ziel hat. „Ich habe Agoraphobie und kann das Haus nicht mehr verlassen." „Aufgrund meiner sozialen Phobie kann ich nicht mehr alleine einkaufen." Solche Sätze höre ich oft und erschrecke mich darüber, wie festgeschrieben diese Diagnosen und die damit verbundenen Überzeugungen zu sein scheinen, und das nicht nur im Arztbrief, sondern auch in den Köpfen der Diagnostizierten. Konträr dazu gibt es auch den ein oder anderen, dem seine Diagnose nicht gefällt und der sich dann gerne auf eine andere fixiert, bei der ähnliche Symptome vorkommen, aber mit der er sich vielleicht besser identifizieren kann. Nach Jahren der intensiven Beschäftigung mit der gewünschten Alternativdiagnose glauben sie so fest an die Erkrankung, dass eine Besserung immer schwieriger wird. Ich kann es allerdings ganz gut verstehen, dass der ein oder andere seine „Borderline-Diagnose" nicht wahrhaben möchte, kursieren doch inzwischen viele Gerüchte darüber, dass Borderlineerkrankte sich nicht nur selbst im Weg stehen und schwierig im Umgang sind, sondern auch noch schwer zu behandeln. Betroffene lesen dieses und schon entsprechen sie ein wenig der Beschreibung, genauso wie zukünftige Behandler einen Blick auf bereits gestellte Diagnosen werfen werden und entsprechendes Verhalten bei ihren Patienten erwarten. Diese versuchen dann ganz unbewusst, der Erwartungshaltung zu entsprechen.

Es scheint auch in unserem Gesundheitssystem üblich zu sein, lieber eine falsche Diagnose zu stellen als gar keine. Ich glaube, dass deshalb eine Menge Fehldiagnosen im Umlauf sind. Es gibt auch heute noch mysteriöse Krankheiten mit unbekanntem Ursprung. Ich habe beispielsweise erlebt, dass ein junger Mann vor Erschöpfung kaum laufen konnte, aber beschwor, nicht depressiv zu sein. Die Ärzte waren überzeugt, die Krankheit hätte psychische Gründe und es handle sich um eine Depression. Jahre später wurden aber doch hohe Allergiewerte und weitere Auffälligkeiten im Blut gefunden, die auf eine andere unentdeckte Krankheit hindeuteten.

Es kann enorm helfen, sich schlau zu machen und die Krankheit besser zu verstehen, und das führt bei vielen Patienten oft schon zu einer Besserung der Symptomatik. Nützlich ist es aber auch, die Schublade, in die man mal wieder gesteckt wurde, zu vergessen. Wissenschaft bedeutet nicht Wahrheitslehre. Die Ärzte meinen es sicherlich gut, sind aber Menschen und keine Götter. Eine Identifikation mit der Diagnose und auch mit der Erkrankung führt häufig zu Selbstwertverlust. Jeder Mensch ist ein Individuum und einzigartig in seinem Erleben. Wir Menschen haben so unzählig viele unterschiedliche Leiden. Der eine leidet an einer Krebserkrankung, ein anderer vielleicht an Multipler Sklerose und wir selbst vielleicht an einer Angststörung oder an einer Depression. Uns allen ist aber gemein, dass wir unschuldig an unserer Erkrankung sind und wir sollten uns nicht über diese definieren. Eine Identifikation mit der Erkrankung führt immer zu Gefühlen von Schuld, Minderwertigkeit und Isolation. Psychische Erkrankungen laden leider geradezu dazu ein, sich mit ihnen zu identifizieren. Es ist also wichtig, z.B. die Depression als solche zu sehen und sich selbst getrennt davon. Ich habe es so oft erlebt, dass Menschen sich dafür hassten, traurig zu sein oder kraftlos und ihre wenige wertvolle Energie für diesen Selbsthass und die ständige Selbstkritik aufgebraucht wurde. Immer wieder habe ich zurückgemeldet: „Das sind nicht Sie, der sein Leben gerade nur mit Schlaf verbringen möchte - das ist Ihre Erkrankung“ oder „Sie hätten gerne das Geburtstagsfest Ihrer Freundin besucht, aber Ihre Angsterkrankung zwang sie dazu, daheim zu bleiben“. Dabei möchte ich niemanden aus der Selbstverantwortung nehmen, aber das plötzliche Auftreten einer psychischen Erkrankung bedarf erst einmal der Betrachtung und ein Umgang damit muss gelernt werden, bis der Weg wieder zu mehr Selbstwirksamkeit geebnet wird.

Mal abgesehen davon ist auch ein „gesunder“ Mensch mal deprimiert, ängstlich, nervös und viele haben eine auffällige Persönlichkeit, vielleicht eher narzisstisch oder unsicher vermeidend, wie auch immer. Das macht uns Menschen als Gesamtheit bunt und hat uns vorangebracht. Der zurückgezogene Dichter bereichert uns wie der Nerd oder der exzentrische Künstler.

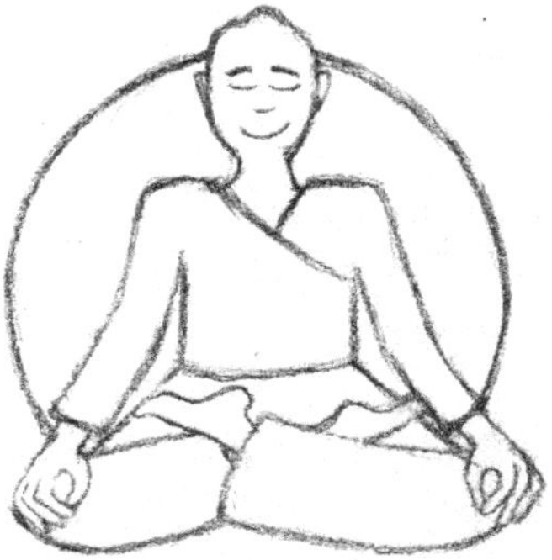

Ishti: Mach dich schlau über deine Erkrankung, um einen Umgang damit zu erlernen und dann: Vergiss deine Diagnose. Verankere die Krankheit nicht so tief in dein Bewusstsein. Beschäftige dich mit Gesundheit.

Die Sache mit den Medikamenten

„Ein Medikament kann als wirksam bezeichnet werden, wenn dessen Begleiterscheinungen die Gesundheit weniger gefährden, als die Krankheitsursache."

Daniel Mühlemann, Naturfotograf und Aphoristiker

Meistens führt die Diagnostik einer psychischen Erkrankung zu einer medikamentösen Behandlung von einem Psychiater sowie zu der Empfehlung, einen Psychotherapeuten aufzusuchen.

Die Psychopharmaka sollen hier in diesem Buch keinen Schwerpunkt darstellen. Dennoch möchte ich hier einen Fall erörtern. Ein Mann um die 40 erzählte mir einmal, wie er in jungen Jahren durch den Konsum von verschiedenen Rauschmitteln an einer Psychose erkrankte. „Drogeninduzierte Psychose" nennt man dieses im Fachjargon. Er hörte Stimmen und beschäftigte sich mehr und mehr mit sehr tiefen fernöstlichen spirituellen Schriften. Zudem war er überzeugt, ein Ufo gesehen zu haben, so berichtete er mir. Seine Eltern bemerkten, dass mit ihm etwas nicht stimmte. Sie rieten ihm, eine Klinik aufzusuchen und entfernten dann in seiner Abwesenheit jegliche Literatur, die sie für schädlich hielten aus seiner Wohnung. Nach vielen, vielen Wochen Aufenthalt in einer psychiatrischen Klinik wurde er stimmenfrei und medikamentös eingestellt nach Hause entlassen. Seinen Job hatte er verloren sowie sein Selbstbewusstsein und schließlich wegen Arbeitsunfähigkeit eine Frührente erhalten. Er fühlte sich durch das Medikament, das er einnahm, in seiner Gefühlswelt sehr abgestumpft und beschrieb sich selbst als Roboter, der nur funktionieren musste. Nun riet ihm seine ambulante Psychiaterin, die er alle drei Monate aufsuchte, unbedingt weiterhin das Neuroleptika einzunehmen, um symptomfrei zu bleiben. Er haderte aber mit dem Gedanken, lebenslänglich dieses Medikament einnehmen zu müssen, und entschied sich nach einiger Zeit, es auf eigene Faust abzusetzen und seiner Psychiaterin einfach vorzugaukeln, das Medikament einzunehmen. Es funktionierte ganz gut. Er erzählte mir, wie er sich zurückgezogen mit Meditation beschäftigte, um auch ohne Medikamente sein inneres Gleichgewicht zu wahren. Erst nach mehreren Jahren gab er bei einem der Routinebesuche seiner Psychiaterin zu, die Medikamente gar nicht zu nehmen. „Das können sie doch nicht machen! Das wird nicht gut gehen", protestierte die Ärztin. „Aber das sehen sie doch", entgegnete er.

Ich habe mit vielen Menschen zu tun, die genau dieses Medikament namens Haldol über Jahre eingenommen haben und mit schweren Spätfolgen, wie z.B. Bewegungsstörungen, den sogenannten Spätdyskinesien, leben müssen. Die eigenmächtige Entscheidung, die dieser Mann getroffen hat, hat ihm ein eigenständiges Leben mit klarem Kopf, vielen Freunden, einer Beziehung und sogar einer beruflichen Tätigkeit ermöglicht. Ich mag mir kaum vorstellen, wie sein Leben unter lebenslänglicher hoher Haldolgabe verlaufen wäre. Er berichtete mir davon, anfangs manchmal noch Stimmen gehört zu haben, empfand dieses Phänomen aber als „nicht so schlimm", wie er sagte.

Dieses Beispiel soll niemanden dazu anstiften, eigenmächtig und spontan seine Medikamente abzusetzen, aber ich möchte deutlich kritisieren, dass der Versuch, nach einiger Zeit die Psychopharmaka wieder abzusetzen, aus meiner Erfahrung nur selten von den Psychiatern unternommen wird, insbesondere bei schwerer Erkrankten. Meiner Meinung nach wird im Bereich der psychischen Erkrankungen häufig gegen den Grundsatz der Ärzteschaft „primum nil nocere" (als Erstes nicht schaden) gehandelt.

Ich habe keine Erklärung für die Leichtfertigkeit, mit der einige Psychiater ihre Patienten für Jahrzehnte und auch lebenslänglich mit vielen verschiedenen Medikamenten versorgen und das häufig ohne eine deutliche Besserung und mit vielen Nebenwirkungen, gegen die nicht selten wieder Medikamente verschrieben werden.

Was auch etwas unangenehm aufstößt, ist die Tatsache, dass es sich bei der herstellenden Industrie um Wirtschaftsunternehmen handelt. Das bedeutet, es geht um Profit, also darum, dass die Firma so viele pharmazeutische Produkte wie möglich verkauft. Dieser Wirtschaftszweig verdient demnach Geld mit Krankheit und nicht mit Gesundheit. Genauso ist es bei Ärzten. Wenn alle gesund bleiben und keiner krank würde, würden Ärzte wenig Geld verdienen. Das widerspricht der eigentlichen Philosophie, die man den Ärzten beigebracht hat. Ein Arzt sollte kein Interesse daran haben, dass jemand krank wird, sondern vielmehr zur Gesunderhaltung beitragen. Dass wir in unserer Gesellschaft für Krankheit zahlen und nicht für Gesundheit, ist einfach historisch bedingt. Gehen wir zum Arzt, wird die Behandlung vergütet und nicht etwa der Erfolg. Es ist sogar so, dass schwere Krankheiten den Kassen mehr Geld einbringen und diese darauf erpicht sind, dass die Ärzte ernsthaftere Diagnosen formulieren. Entsprechende Manipulationen wurden bereits untersucht. Unsere Gesellschaft kommt also für Krankheit auf - Gesundheit dagegen ist Privatsache. Es ist leider nicht so einfach, Prävention und Gesundheitskompetenz für alle in den Vordergrund zu rücken, da in diesem Markt viel Geld und viele Interessen stecken. Es ist sicherlich gut, wachsam zu sein, auch wenn wir unseren Ärzten immer einen kleinen Vertrauensvorschuss schenken sollten.

Bei aller Kritik in Bezug auf die Pharmaindustrie muss ich ferner zugeben, dass die Einnahme von Psychopharmaka für einige Menschen mit schweren psychischen Erkrankungen eine gute Möglichkeit ist, ein relativ normales Leben führen zu können. Auch für leichter Erkrankte kann eine kurze Medikation ein Krückstock sein, der den Weg der Heilung unterstützen kann. Jedoch beobachte ich aber auch bei Menschen mit leichteren Depressionen oder Angsterkrankungen, dass die Medikamente häufig für viele Jahre, meist sogar dauerhaft, verschrieben werden. Ja, eine Kombination aus Psychotherapie und Antidepressiva kann z.B. bei Depressionen sehr gut helfen, aber der Patient muss mit Nebenwirkungen wie Schlafstörungen, sexuellen Funktionsstörungen, Gewichtszunahme und Kopfschmerzen rechnen. Es wäre wünschenswert, würden die Ärzte offener drüber sprechen und nach einer deutlichen Besserung auch regelmäßig Absetzversuche unterstützen und begleiten. Vielleicht ist eine intensivere Zusammenarbeit die Lösung, die aber eine Menge Zeit in Anspruch nehmen würde. Es scheint offensichtlich einfacher zu sein, die Medikation einfach beizubehalten. Ich habe viele Klienten zu ihren Psychiaterbesuchen, die durchschnittlich alle drei Monate stattfinden, begleitet. Ein Psychiaterbesuch sieht in der Regel folgendermaßen aus:

Psychiater: „Wie geht es Ihnen Herr Müller?"

Patient: „Na ja, es geht. Die Traurigkeit ist noch da. Außerdem kann ich schlecht schlafen und wache immer um vier auf."

Psychiater: „Nun, in diesem Fall könnte ich ihren Serotoninwiederaufnahmehemmer auf 40 mg erhöhen und Ihnen noch etwas zum Schlafen verschreiben."

Patient: „In Ordnung."

Psychiater: „Kann ich sonst noch etwas für Sie tun?"

Patient: „Mir fällt gerade nichts ein."

Psychiater: „Wir sehen uns dann in drei Monaten. Das Rezept liegt vorne. Alles Gute."

Folgend noch ein Beispiel aus der Praxis mit Einmischung eines professionellen Helfers:

Psychiater: „Wie geht es Ihnen Herr Müller?"

Herr Müller: „Alles gut soweit."

Psychiater: „Ja dann können Sie ja bald wieder arbeiten. Die Tagesstruktur wird Ihnen guttun. Brauchen Sie noch ein Rezept?"

Sozialarbeiter: „Moment. Herr Müller, sie haben mir doch gerade noch im Wartezimmer erzählt, dass sie am liebsten einschlafen und nicht mehr aufwachen wollen. Ihnen geht es noch nicht gut. Sie schaffen es kaum aufzustehen."

Psychiater: „Ist das wahr? Sind sie depressiv?"

Herr Müller: „Ja." (beginnt zu weinen)

Psychiater: „Haben sie Suizidgedanken?"

Herr Müller: „Ja. Aber nicht konkret."

Sozialarbeiter: „Wie ist das denn eigentlich mit dem Haldol? Im Krankenhausbericht steht, dass es abgesetzt werden sollte. Das macht ihn so antriebslos."

Psychiater: „Wir wissen alle, dass Haldol ein altes Medikament mit vielen Nebenwirkungen ist, aber offensichtlich half nichts Anderes mehr. Ich würde sagen, ich setze das Haldol jetzt mal ab und gebe ihm ein antriebssteigerndes Antidepressivum. Einverstanden, Herr Müller?"

Herr Müller: „Einverstanden."

Psychiater: „Sie können das Rezept vorne abholen."

Ein Routinebesuch beim Psychiater dauert ca. sieben Minuten, wobei es auch Ausnahmen gibt. Ich habe einige Psychiater erlebt, die sich tatsächlich angemessen Zeit nehmen und gut auf Augenhöhe beraten. Andere schienen sich hinter ihren Bildschirmen zu verstecken und alles einzutippen, was der Patient sagte, aber ohne weitergehend zu beraten. Ich war immer wieder überrascht, dass der Termin jetzt zu Ende war und der Psychiater den Patienten und mich plötzlich zur Tür begleitete. Wieder andere genossen ihre machtvolle Position und spiegelten den Patienten ihre negativen Verhaltensweisen und ihre krankheitsfördernde Einstellung, was dazu führte, dass sich die Patienten mies und schuldig fühlten und häufig den gesamten Rückweg nach Hause im Auto weinten. Nun, worauf ich eigentlich hinaus möchte - einen passenden Psychiater zu finden, ist nicht immer so einfach. Bei einem Gefühl des Zweifels oder der Empfindung von unguten Schwingungen, sollte der Patient den Mut fassen, einen anderen Arzt aufzusuchen. Das ist natürlich nicht immer so einfach, da häufig schon viele Kraftreserven für den ersten Besuch bei einem Psychiater aufgebraucht wurden, geht doch der Patient dann erstmals zu diesem, wenn es ihm sehr schlecht geht. Eines sollte sich der Patient in jedem Fall klarmachen: Psychiater versuchen meistens, durch das Verschreiben von Medikamenten zu helfen. Aus meiner Erfahrung weiß ich, dass sie selten dazu raten, die Medikamente wieder abzusetzen und es mal ohne zu probieren. Es kann ein hartes Stück Arbeit sein, die Medikamente wieder abzusetzen. Darüber wird der Patient vorab nicht informiert.

Aber, um auch das noch einmal klarzustellen: Die Medikamente können in einigen Fällen erstaunlich gut helfen und eine Zeit lang angemessen sein, um wieder mehr Lebensqualität zu erlangen. Genauso, wie es viele Patienten gibt, die Medikamente nehmen und eigentlich schon lange ohne leben könnten, gibt es ebenfalls Fälle, in denen es sinnvoll ist, die Medikamente lebenslänglich zu nehmen. Auch das kann in Ordnung sein. Mein Anliegen ist es zu verdeutlichen, wie differenziert der Arzt sich den einzelnen Fall ansehen sollte. Bei überfüllten Praxen ist das nicht immer möglich, so dass viel Eigenverantwortung notwendig ist, um nicht unterzugehen und eine gute zeitlich befristete Medikation zu erhalten, die je nach Bedarf angepasst wird.

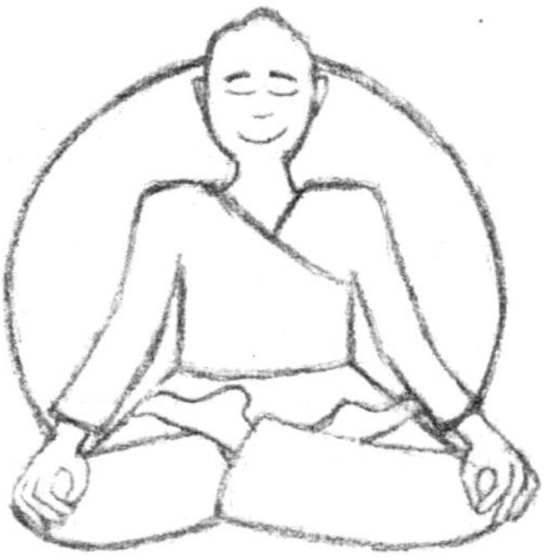

Ishti: Falls du so schwer erkrankt bist, dass du medikamentöse Unterstützung benötigst, so sprich deinen Arzt an, ob man vielleicht nach einer Zeitspanne von zwei Jahren einen Absetzversuch wagen sollte. Es gibt auch die Möglichkeit, sich ein pflanzliches Mittel verschreiben zu lassen, wenn es um eine leichte stimmungsaufhellende oder eine entspannende Wirkung geht. Bei Unsicherheiten ist immer eine zweite Meinung einzuholen.

Schreib dir wichtige Fragen und beobachtete Symptome vorher auf. In den wenigen Minuten im Sprechzimmer vergisst man schnell Wichtiges. Auch eine Begleitung ist sinnvoll - vier Ohren hören mehr.

Therapie - eine gute Sache

Die meisten Menschen, die einen Psychiater aufsuchen, werden die Praxis nicht nur mit einem Rezept für Psychopharmaka, sondern auch mit einer Überweisung zum Psychotherapeuten verlassen. Warum nicht? Seine Geschichte aufzuarbeiten, seine Gedanken und sein Verhalten zu reflektieren und Feedback zu bekommen kann eine bahnbrechende Veränderung einleiten. Übrigens ist ein Psychiater ein Arzt, der ein Medizinstudium abgeschlossen hat. Ein Psychotherapeut ist jemand, der Psychologie studiert und eine Zusatzausbildung in Gesprächstherapie abgeschlossen hat. Ein Psychotherapeut setzt keine Medikamente ein, das darf er auch gar nicht, da er in der Regel kein Arzt ist, obwohl es auch einige ärztliche Psychotherapeuten gibt, die dann beide Bereiche abdecken können. Im Normalfall aber setzt der Therapeut Psychotherapie ein, die eine wissenschaftlich überprüfte Behandlungsmethode und nachweislich wirksam ist. Sie hat den Zweck, psychische Krankheiten zu lindern und zu heilen.

In Deutschland werden vor allem Verhaltenstherapien, tiefenpsychologisch fundierte Therapien, aber auch Psychoanalysen angeboten und von den Kassen übernommen. Es gibt aber noch viele andere Therapieformen: Gestalttherapie, Systemische Therapie, Gesprächspsychotherapie, Traumatherapie usw. Willst du eine Therapie beginnen und hast dich für eine Therapieform entschieden, dann wird eine Internetrecherche vermutlich zu vielen Ergebnissen führen, und du wirst eine hohe Anzahl von Therapeuten finden. Soll die Krankenkasse die Kosten übernehmen, ist es wichtig, darauf zu achten, dass der Therapeut über eine kassenärztliche Zulassung verfügt. Schau sehr genau hin, denn auch Heilpraktiker für Psychotherapie können hier auftauchen oder Therapeuten, die nur Privatpatienten nehmen. In einigen Städten sind die Psychotherapeuten sehr überlaufen. Hier sollte man sich auf die Wartelisten setzen lassen. Die Zeit geht schneller um, als man denkt. Einer meiner Klienten, der gerne eine Therapie machen würde, ist dermaßen entmutigt durch die Tatsache, dass er monatelang warten müsste, dass er sich aus Trotz nicht auf die Wartelisten setzen lässt. Inzwischen hätte er schon zwei Therapien abschließen können. Am besten lässt du dich einfach auf die Listen setzen. Häufig springt jemand ab und die Wartezeit ist dann doch nicht so lang.

Kommt es dann zum Ersttermin, ist es enorm wichtig, die fünf probatorischen Sitzungen abzuwarten, um dann zu entscheiden, ob die Therapeut-Klient-Kombination passt und sich beide eine fruchtbare Zusammenarbeit vorstellen können. Es ist sehr wichtig, diese fünf Sitzungen abzuwarten und sich nicht vom Therapeuten überreden zu lassen, die Therapie schon vorher zu beginnen. Es gibt Therapeuten, die dieses gerne versuchen, da die probatorischen Sitzungen weniger Honorar einbringen.

Die Frage, was dich dann genau in einer Therapie erwartet, ist nicht einfach zu beantworten und sehr individuell. Der Therapeut wird versuchen, dich mit einer wissenschaftlich fundierten Methode darin zu unterstützen, deine Gefühle, Stimmungen, deine Gedanken und dein Verhalten reflektieren zu lernen. Weiterhin wird er dir Hilfsmittel mitgeben, die im Alltag anwendbar sind und mit denen mehr Kontrolle und Eingriff möglich ist, um die Lebensqualität zu verbessern und Krisen zu verhindern oder zu bewältigen. Die analytische Psychotherapie kennen wir aus vielen amerikanischen Filmen. Hier liegt der Patient häufig auf der Couch und hat keinen Blickkontakt zum Therapeuten, so dass er freier in seinen Gedanken und Gefühlen ist und sich mehr seiner inneren Welt zuwenden kann. Es geht darum, im Behandlungsverlauf Muster zu erkennen, wie er unbewusst mit sich und anderen umgeht. Diese Therapie dauert mindestens zwei Jahre und erfordert zwei bis drei Sitzungen pro Woche. Auch die tiefenpsychologisch fundierte Psychotherapie arbeitet mit den unbewussten psychischen Einflüssen und versucht diese aufzudecken und Konflikte konstruktiver zu lösen. Diese Therapie findet ein- bis zweimal wöchentlich statt und kann zwischen drei Monaten und zwei Jahren dauern. Wie der Name schon sagt beschäftigt sich ein Verhaltenstherapeut mit dem Verhalten und ermutigt den Patienten, die Art, wie er sich und andere sieht, und wie er sich in bestimmten Situationen verhält, genauer zu betrachten und gegebenenfalls zu ändern. Auch negative Gedanken werden aufgestöbert und neue hilfreiche Gedanken und Verhaltensweisen erprobt. Es kann sogar sein, dass der Therapeut gemeinsam mit seinem Patienten die Praxis verlässt, um z.B. angstbesetzte Plätze aufzusuchen. Die Anzahl und Frequenz der Sitzungen sind individuell. Die Behandlung dauert ein halbes bis ein Jahr, manchmal länger.

Meiner Erfahrung nach funktioniert sie nur dann, wenn der Betroffene aus eigenem Antrieb eine Therapie beginnen will und nicht, wenn er von seinem Umfeld dazu überredet wurde. Manche Therapeuten scheinen ihre Patienten einfach nur erzählen zu lassen, ohne viel zurückzumelden, andere decken Ursachen auf, wieder andere geben viele Tipps und Tricks für den Alltag - die Methoden und die individuelle Arbeit des Therapeuten sind nach den Berichten, die mich erreichten, sehr individuell und unterschiedlich und hängen offenbar auch sehr von der Erwartungshaltung und der Mitarbeit und Motivation des Klienten ab.

Die Kostenübernahme einer Psychotherapie beantragt in der Regel der Psychotherapeut. Die Gesprächstherapie beginnt mit der Kostenübernahme der Krankenkasse und endet dann, wenn die letzte der bewilligten Sitzungen vorbei ist. Eine Langzeittherapie umfasst 45 Sitzungen, die meist wöchentlich stattfinden. Kurzzeittherapien beinhalten zweimal zwölf Sitzungen. Eine einzelne Therapiesitzung dauert 50 Minuten. Nachdem die Therapie beendet wurde, gibt es eine Frist von zwei Jahren, in denen keine Therapie stattfinden soll, denn sie soll eine gezielte Behandlung sein und keine dauerhafte Lebenshilfe. Es gibt hier aber Ausnahmen und Sonderregelungen. Einige meiner Klienten, die ich schon seit vielen Jahren begleite, sind durchgehend in

Therapie, wöchentlich oder zweiwöchentlich, und stehen mir im Fachjargon in nichts nach. Ich halte viel davon, bei psychischen Problemen eine Gesprächstherapie zu beantragen, um die Heilung zu beschleunigen, aber ich kann mir kaum vorstellen, dass eine dauerhafte Beschäftigung mit der eigenen Psyche erstrebenswert oder förderlich ist.

Meine persönliche Erfahrung ist Folgende: Die erste Therapie, die ich gemacht habe, war eine Verhaltenstherapie, in der das Auftreten der Panikattacken besprochen wurde. Es hat mir enorm geholfen, von einem Fachmann Erklärungen geliefert zu bekommen, worum es sich bei dieser Störung überhaupt handelt, auch wenn ich das Gefühl hatte, dass es dem Therapeuten auch mal ganz gut gefiel, sich einfach ein wenig ziellos zu unterhalten. Er bestärkte mich zu Konfrontationen und verurteilte mein Vermeidungsverhalten in Bezug auf Situationen, die Panikattacken auslösten. Er hat mich aber niemals begleitet und gemeinsam mit mir angstbesetzte Orte aufgesucht. Es war im Rückblick eine nette Erfahrung.

Einige Jahre später entschied ich mich dazu, eine tiefenpsychologisch fundierte Therapie zu beginnen, da ich noch immer Symptome hatte und hoffte, eine andere Art von Therapie könnte mich vielleicht heilen. Außerdem wollte ich besprechen, ob mein Job, in dem ich immer wieder mit der Thematik konfrontiert wurde, dauerhaft für mich geeignet ist. Diese Therapie ging sehr an meine Substanz. Familiäre, krankmachende Muster und Erklärungsmodelle wurden gefunden und ich wurde darin bestärkt, mein „gutes Leben" als solches zu erkennen und bewusster weiterzuführen. Das war sehr erhellend, aber beseitigte leider meine Symptome nicht. Trotzdem habe ich die Sitzungen, in denen ich offen und ehrlich meine Geschichte erzählte und mir eine erfahrene, wertschätzende und intelligente Therapeutin gegenübersaß, in angenehmer Erinnerung.

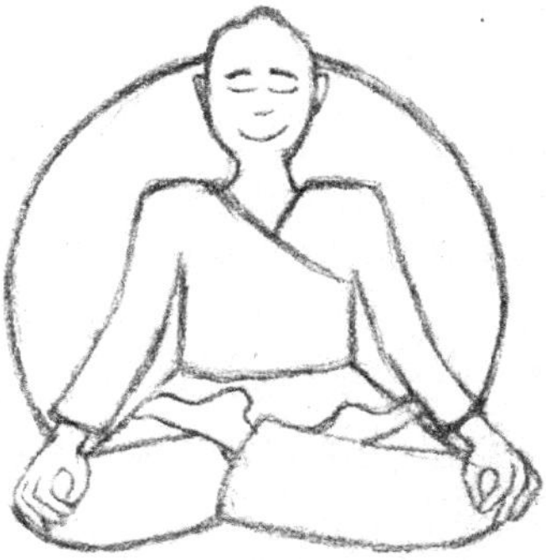

Ishti: Sei offen für eine Gesprächstherapie, aber nutze die fünf probatorischen Sitzungen, um zu erspüren, ob der Therapeut der richtige für dich ist. Entscheide erst dann, ob du bei ihm bleibst oder es mit einem anderen versuchst. Vielleicht ist aber auch eine Gesprächstherapie nichts für dich. Erzwinge nichts. Wenn es dir nach einer Psychotherapie bessergeht, löse dich wieder von den therapeutischen Beziehungen.

Ganz kurze Ursachenforschung

Neben der genetischen Disposition, neurobiologischen Ursachen und Drogenmissbrauch gibt es unzählige Theorien zur Entstehung von psychischen Erkrankungen. Es versteht sich, dass die Kindheit eine prägende Zeit für uns alle darstellt und viele Grundsteine legt. Narzisstische Mütter, aufbrausende Väter, Vernachlässigungen, Überbehütungen, körperliche Gewalt und Missbrauch sind Beispiele für die Grundsteinlegung eines unglücklichen Lebens. In der ayurvedischen Psychologie wird beschrieben, dass alles, was wir erleben, also auch sehen oder fühlen, eine Spur in unserem Geist hinterlässt. Der Geist ist sehr feinfühlig und sensitiv und kann gerade bei Kindern sehr leicht verletzt werden. Dann wird er Schranken aufbauen, gestört, erregt, bedrückt oder abgelenkt werden. Wie der Körper Nahrung verdaut, so verdaut der Geist Eindrücke. Unverdautes führt zu Störungen. Deshalb sollten wir nicht nur unsere Kinder schützen, sondern z.B. auch das eigene Medienkonsumverhalten überprüfen.

Einerseits ist zwar ein Kind seinen Eltern ausgeliefert und kommt nicht immer unbeschadet davon, aber andererseits ist es gerade dann enorm wichtig, sich später im Erwachsenenalter von Schuldzuweisungen zu lösen und Selbstverantwortung an den Tag zu legen, um sich von der Abhängigkeit und der Schwäche zu befreien. Unser Verhalten ist das Ergebnis einer sehr langen Ursache-Wirkungs-Kette.

Nehmen wir mal ein Kind, dass durch eine überforderte alleinerziehende Mutter häufig allein gelassen wurde. Schon als Kleinkind ließ die Mutter es einfach schreien und vernachlässigte es. Das Kind wird irgendwann unbewusst die Entscheidung getroffen haben, dass es nun alleine zurechtkommen muss. Später im Erwachsenenalter hat es einen dicken Panzer aus Trotz, Wut und Misstrauen und hegt die tiefe

Überzeugung, ganz auf sich allein angewiesen zu sein. Auf der einen Seite führte die Vernachlässigung zu einer Unnahbarkeit, die auf die Mitmenschen abschreckend wirkt, aber auf der anderen Seite ist im Inneren auch die tiefe Sehnsucht nach Nähe und Zuneigung. Im Umgang mit anderen wird dieser Mensch beides an den Tag legen, Abneigung und Sehnsucht.

Ein weiteres Beispiel wäre ein sehr lebendiges Kind, dass durchgehend von seinen Eltern kritisiert und aus Hilflosigkeit und Überforderung von den Eltern sogar geschlagen wurde. Dieser Mensch wird früher oder später versuchen, den Eltern ihre Schuld zu verdeutlichen, damit sie mit der Gewalt aufhören. Da diese Opferhaltung und das Einreden von Schuld dem Kind letztlich doch die Aufmerksamkeit der Eltern eingebracht haben, weil diese tatsächlich nach der Tracht Prügel Mitleid und Schuld empfanden, wird es diese Strategie auch im Erwachsenenalter beibehalten. Die Mitmenschen dieser Person werden sich häufig angeklagt und schuldig fühlen.

Zu einem gewissen Teil haben wir alle viele dieser unbewussten Prozesse in uns. Aber solange wir uns ungerecht behandelt fühlen und nur die anderen Schuld zu sein scheinen, werden wir niemals frei sein. Die Bewusstmachung unserer Glaubenssätze, die wir mit uns herumtragen, ist ein erster Schritt in Richtung Unabhängigkeit. Wurde uns immer gesagt, dass wir etwas nicht können? Dann tragen wir diese tiefe Sehnsucht nach Bestätigung in uns und versuchen uns ständig vom Gegenteil zu überzeugen. Das, was uns unbewusst vermittelt wurde, haben wir immer bei uns.

Überall um uns herum gibt es Eltern, die eigentlich lieber ein/en Mädchen/Jungen gehabt hätten oder vielleicht sogar gar kein Kind oder die ihr Kind nicht richtig finden, vielleicht zu dick, zu dünn oder zu unschön. Studien beweisen, wie aufnahmefähig selbst Säuglinge schon sind und wie empfänglich für negative Schwingungen. Das, was später übrigbleibt, sind Überzeugungen wie „Ich bin falsch“, „Ich habe das falsche Geschlecht“, „Ich bin schuld an dem Unglück meiner Eltern“, „Ich bin böse“ oder „Es wäre besser, hätte es mich nicht gegeben“. Leider fühlen sich Kinder meist auch noch verantwortlich dafür, wenn es ihren Eltern schlecht geht oder diese ihnen nicht mit Liebe begegnen. Dadurch wird häufig die Wirklichkeit der Eltern zu einer Illusion des Selbst der Kinder. Diese Erinnerungen sind dann im Körpergedächtnis gespeichert und werden später nur noch in bestimmten Situationen als körperliche Reaktionen erlebt. D.h. ein Mensch bekommt z.B. Herzrasen oder kann nichts mehr sagen, weil eine ähnliche Situation wie ein belastendes frühkindliches Erlebnis wahrgenommen wird, ohne es zu wissen. Leider sind solche Reaktionsmuster sehr zäh und auf der bewussten Ebene kaum zu löschen.

Die meisten Menschen mit psychischen Erkrankungen, die mir begegneten, berichteten von traumatischen Erlebnissen, Gewalt, Missbrauch und unglücklichen Sozialisationsverläufen, so dass ich der Meinung bin, dass die Ursache häufig in der Kindheit liegt. Es gibt aber auch Ausnahmen. Vereinzelt berichteten mir Betroffene von einer gut behüteten Bilderbuchkindheit und konnten sich ihre Anfälligkeit für psychische Beschwerden daraus nicht erklären.

Meine Erfahrung hat gezeigt, dass das Aufdecken von Ursachen eine große Erleichterung bringen kann, der Fokus aber dann auf das Hier und Jetzt gerichtet werden sollte, um nicht immer wieder in den alten Schmerzzustand zurückgebracht zu werden. Bei meiner Arbeit hörte ich häufig Fragen wie „Warum gerade ich?“, „Warum geht bei anderen alles glatt?“ oder „Warum ziehe ich das Unglück förmlich an?“. Ich selbst habe, was meine psychischen Beschwerden angeht, mit therapeutischer Hilfe Schuldige ausmachen können, aber wirklich weitergebracht hat es mich nicht. Diejenigen würden es sowieso nicht einsehen. Diese Erkenntnis brachte mir nicht einen Hauch von Heilung. Ich dachte viel über die Ungerechtigkeiten in meiner Vergangenheit nach, warum es gerade mich traf und warum so viele andere Menschen starke positive Familien im Hintergrund haben. Irgendwann las ich ein Zitat vom Dalai Lama: „Manchmal ist es an der Zeit ein altes Buch zu schließen. Es bringt nichts, die Kapitel immer und immer wieder zu lesen. Sie ändern sich nämlich nicht.“ Die Frage nach dem Warum bringt niemals eine Lösung. Aber es gibt noch weitere Fragen, die wir uns stellen können. Wann ist es besser? Was fehlt mir? Was sollte ich besser aus meinem Leben streichen? Was würde mir jetzt guttun? Was bringt mich meinem Ziel ein Stückchen weiter? Also anstatt: „Warum bin ich nur so krank?“ vielleicht: „Was könnte mich heute etwas gesünder machen?“

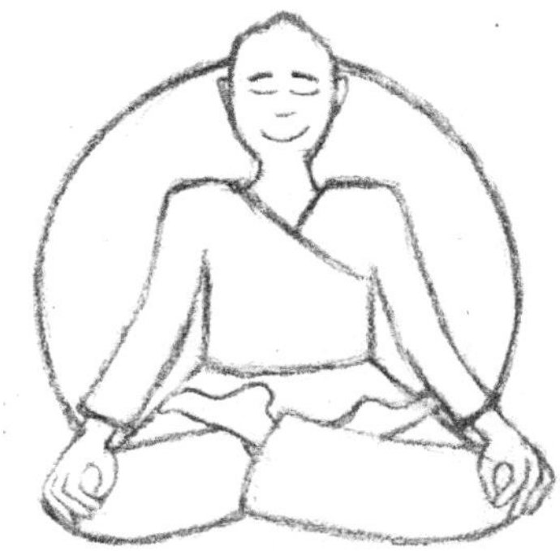

Ishti: Verzeihe deinen Eltern oder anderen Menschen und löse dich von Schuldzuweisungen, auch, wenn das einen längeren Prozess darstellt. Komme aus der Opferrolle heraus, um Selbstbestimmung zu erlangen. Frage dich nicht dauerhaft, warum dir das passiert ist, sondern frage dich, was dich weiterbringt.

Körperliche Zusammenhänge

Nicht alle psychischen Probleme haben geistige oder seelische Ursachen. Es ist immer in Betracht zu ziehen, dass auch körperliche Ursachen psychische Beschwerden verursacht haben könnten. So gibt es z.B. Stoffwechselstörungen, die mit einer allgemeinen Abgeschlagenheit und Erschöpfung einhergehen. Auch die Schilddrüse ist stark an unserem psychischen Befinden beteiligt. Eine lange Stressphase kann zu einer Nebennierenerschöpfung führen, die den Betreffenden über Monate niederstrecken kann. Ebenso kann ein Eisenmangel Antriebslosigkeit und Niedergeschlagenheit auslösen. Manche Menschen haben zu wenig Magensäure. Wenn das der Fall ist (z.B. aufgrund der Einnahme von Säureblockern), kann selbst eine reichhaltige, ausgewogene Ernährung die Versorgung mit Nährstoffen nicht gewährleisten, da die normalen chemischen Reaktionen für die Nährstoffresorption nicht optimal ablaufen.

Tritt erstmals eine psychische Auffälligkeit auf, sollte auch immer ein Check beim Hausarzt durchgeführt werden. Frag dich auch, wie es mit deiner Vitaminversorgung aussieht. Besonders die Versorgung mit Eisen, Vitamin B12, Omega-3-Fettsäuren und Vitamin D sollte gewährleistet sein. Menschen, die rauchen, Medikamente einnehmen, Drogen (z.B. Alkohol) konsumieren, Leistungssport treiben oder chronisch krank sind, sollten noch viel mehr im Blick haben, ob ihre Vitamin- und Nährstoffversorgung gesichert ist. Leere Mikronährstoff-Speicher und ausgelaugte Zellen können die Stimmung und das Energielevel beeinflussen. Es gibt heute die Möglichkeit, einen Mikronährstoff-Status erstellen zu lassen und Mängel dann bei Bedarf auszugleichen. Ein Orthomolekularmediziner kann eine entsprechende Therapie begleiten. Im Folgenden führe ich einige der wichtigen Nährstoffe auf, die die psychische Befindlichkeit beeinflussen können.

Mögliche Mängel

Eisen

Dein Eisenwert sollte sich zwischen 90 und 110 ng/mL befinden. Der Speicher kann durch den Verzehr von Fleisch, besonders Rindfleisch, Truthahn und Hähnchen aufgefüllt werden. Insbesondere Leber ist reich an Eisen. Vegetarier und Veganer finden Eisen in Nüssen, Bohnen und Spinat, aber das Eisen aus pflanzlichen Erzeugnissen wird leider nicht so gut aufgenommen wie das aus tierischen Produkten. Es gibt auch Eisentabletten, die den Bedarf ausgleichen. Konsumenten berichten jedoch leider nicht selten von Bauchschmerzen durch die Einnahme. Bei besonders starkem Eisenmangel werden Infusionen gegeben. Zu beachten ist ferner, dass eine Eisenüberdosierung gefährlich sein kann. Es ist wichtig, hier genau das richtige Maß zu finden. Interessant ist, dass Übergewichtige mit einem leeren Eisenspeicher oft trotz einer angemessenen Ernährungsumstellung nicht abnehmen können. Erst wenn der Eisenmangel behoben ist, purzeln die Pfunde.

Vor einigen Jahren habe ich selbst unter starken Erschöpfungszuständen gelitten und fühlte mich auch körperlich krank. Beim Treppensteigen kam ich an meine Grenzen und war kurzatmig. Immer wieder wurde mir schwindelig. Da ich nun durch meine berufliche Tätigkeit immer die Psyche des Menschen im Blick habe, glaubte ich, vielleicht einem Burnout nahe zu sein oder in eine Depression abzurutschen. Mein Hausarzt sah das genauso. Ich schaffte es kaum noch, am gesellschaftlichen Leben teilzunehmen und dachte schon, meine Panikattacken kämen zurück, da mich viele Menschen und ein hoher Geräuschpegel sehr anstrengten. Ich hielt diesen Zustand über Monate durch, bis ich wirklich nicht mehr arbeitsfähig war und meinen Hausarzt nochmals zu Rate zog. Nun, wer seinem Hausarzt offen von psychischen Beschwerden berichtet, hat es oft schwer mit seinen somatischen Anliegen ernst genommen zu werden. Diese Erfahrung habe ich leider selbst und auch in meiner langjährigen Begleitung von psychisch kranken Menschen gemacht. Dieses Mal aber bat ich meinen Hausarzt einfach, ein großes Blutbild machen zu lassen, bevor ich mich tatsächlich damit abfände, vermutlich längerfristig arbeitsunfähig wegen eines Burnouts zu sein. Der Bluttest ergab einen starken Eisenmangel. Es dauerte eine Weile, aber mit Hilfe einer Supplementierung kam es nach einigen Wochen zu einer deutlichen Besserung. Nun frage ich mich, wie viele Eisenmangel-Patienten mit einer diagnostizierten Burnout-Erkrankung auf ihre Erholung hinarbeiten, vielleicht sogar mit Psychopharmaka.

B-Vitamine

Die Gruppe der B-Vitamine ist besonders wichtig für das Nervensystem. So gelten Vitamin B1, Folsäure und Vitamin B6 als wichtig für die Aufrechterhaltung der normalen seelischen bzw. psychischen Funktionen und dann gibt es noch das Vitamin B12. Vitamin B12 kann nicht vom menschlichen Organismus selbst hergestellt werden und muss von außen zugeführt werden. Es heißt, Vegetarier und Veganer seien besonders gefährdet einen Mangel zu entwickeln, da das Vitamin B12 durch den Verzehr von tierischen Lebensmitteln zugeführt werden könne. Aber auch Fleischverzehr ist kein Garant für eine ausreichende Vitamin B12-Versorgung, da heute durch die Denaturierung der pflanzlichen Nahrungsmittel die Gefahr besteht, dass weder wir Menschen noch unsere Nutztiere genug davon aufnehmen. Die Mikrostrukturen unserer Böden werden durch die konventionelle Landwirtschaft mehr und mehr zerstört und die Vitamin B12-herstellenden Bakterien mit ihnen.

Dazu kommt die Tatsache, dass gerade ältere Menschen, die einen erhöhten Bedarf haben, häufig Säureblocker einnehmen und die Aufnahme des Vitamins dadurch verhindert wird. Aber auch Raucher, Menschen mit anhaltendem Stress, Sportler, Kaffeetrinker oder Menschen, die sich besonders einseitig ernähren, können einen Mangel entwickeln. Da ein Mangel allerlei Symptome (z.B. depressive Verstimmungen, Erschöpfung, Schwäche oder sogar Psychosen) auslösen kann, ist es besonders für Menschen mit psychischen Erkrankungen wichtig, den B12-Speicher regelmäßig aufzufüllen (z.B. mit Vitamin B12-Tabletten). Die gute Nachricht ist, dass ein gefüllter B12-Speicher mehrere Jahre hält.

Vitamin C

Kein anderes Vitamin ist besser erforscht. Auch Vitamin C ist an der Aufrechterhaltung normaler seelischer Funktionen beteiligt und kann Müdigkeit und Erschöpfung entgegensteuern. Für Menschen mit Depressionen, Schizophrenie oder bipolaren Störungen kann Vitamin C sehr hilfreich sein, weil es an der Produktion der Neurotransmitter beteiligt ist, an denen es bei diesen Störungen mangelt. Es unterstützt außerdem den Organismus in der Abwehr von Bakterien und Viren und schützt vor Infektionen. Daneben hilft es bei der Eisenaufnahme, bei Entgiftungsprozessen, stärkt die Knochen, hält die Gefäße gesund, unterstützt die Stressbewältigung und vieles mehr. Achte darauf, dich mit genügend Vitamin C zu versorgen.

Vitamin D 3

Das Sonnenvitamin reguliert das Zellwachstum und stärkt die Knochen. Zudem hat es positive Auswirkungen auf chronische Erkrankungen wie z.B. Multiple Sklerose, Diabetes und Rheuma. Viele Jahrzehnte glaubt man, dass Vitamin D nur für den Knochenstoffwechsel von Bedeutung ist. Inzwischen weiß man aber, dass Vitamin D, das eigentlich ein Hormon ist, z.B. auch auf das Nervensystem wirkt. Neueste Forschungsergebnisse deuten sogar darauf hin, dass Vitamin D bei der Prävention von Erkrankungen wie Depressionen, Demenz, Morbus Parkinson oder Schlaganfall von großer Bedeutung sein kann. Studien belegten den Zusammenhang zwischen gedrückter Stimmung und Vitamin-D-Mangel. Wer sich nicht genug sonnt, sollte Vitamin D3 supplementieren. Nach der deutschen Gesellschaft für Ernährung sind etwa 60 Prozent der Bevölkerung unterversorgt. Eine Blutuntersuchung beim Hausarzt bringt Klarheit.

Omega-3-Fettsäuren

Es gibt viele Studien, die belegen, dass die Omega-3-Fettsäuren einen positiven Einfluss auf Depressionen haben können. Die beste Quelle sind fettreiche Kaltwasserfische, wie z.B. Sardinen, Hering, Lachs oder Thunfisch, aber auch in Leinsamen und Walnüssen oder Chiasamen sind sie enthalten. Es gibt sogar Ärzte, die ihren Patienten die Einnahme von Fischöl empfehlen, um Depressionen entgegenzuwirken. Omega-3-Fettsäuren unterstützen nicht nur das Immunsystem, die Abwehrkräfte und einen gesunden Stoffwechsel, sie können auch vor Infektionen und Entzündungen schützen. Zudem beeinflussen sie die Produktion von Hormonen - und das sind nur wenige Beispiele für die Bedeutsamkeit von Omega-3-Fettsäuren.

Magnesium

Magnesium ist unterstützend beim Entspannen der Muskulatur und am Muskelaufbau beteiligt. Es hilft zudem bei Diabetes und Entzündungen. Ein Mangel an Magnesium blockiert die Wirkungsentfaltung des

Wohlfühlhormons Serotonin. Wir fühlen uns müde und abgeschlagen. Die Nebennieren werden an der Regeneration gehindert, wobei gerade die Nebennieren bei Menschen, die unter Dauerstress leiden, Hochleistungen erbringen, indem sie ständig Adrenalin und Kortisol ausschütten. Eine gute Versorgung mit Magnesium ist wichtig für ein ausgeglichenes Seelenleben. Am besten nimmt man es gemeinsam mit Vitamin C ein.

Folsäure

Fehlt es dem Organismus über einen längeren Zeitraum hinweg an ausreichend Folsäure, hat dies unter Umständen schlimme Auswirkungen, wie z.B. Blutarmut, Haarausfall, Müdigkeit, Depressionen, neurologische Symptome und Nervenschädigungen im späteren Lebensalter (Alzheimer, Parkinson). Eine Supplementierung kann hier z.B. bei Schwangeren, Rauchern, Kaffeetrinkern, Konsumenten von Alkohol und viel Fleisch, Frauen, die östrogenhaltige Hormone (z.B. die Anti-Baby-Pille oder Hormonprodukte zur Erleichterung der Wechseljahre) nehmen oder auch von Menschen mit Autoimmunkrankheiten notwendig sein.

Jod

Jod ist ein essentielles Spurenelement, das wichtig für die Schilddrüse und sämtliche Stoffwechselprozesse ist. Ein Jodmangel kann zu einer Schilddrüsenunterfunktion führen und die Leistungsfähigkeit beeinträchtigen. Folgende Symptome können u.a. durch einen Mangel ausgelöst werden: Müdigkeit, Antriebslosigkeit, Konzentrationsschwäche, abfallende Gehirnleistung, geschwollene Augenlider, starkes Kälteempfinden, trockene Haut. Da Deutschland ein Jodmangelgebiet ist, ist es sinnvoll sich mit ausreichend Jod zu versorgen. Es ist jedoch auch hier wichtig, nicht zu viel zuzuführen, da auch eine Überdosierung wiederum gesundheitsgefährdend ist.

Q10

Das Coenzym Q10 wird von jeder Zelle unseres Körpers benötigt, um die Energieversorgung sicherzustellen. Q10 aktiviert das Immunsystem, stärkt das Herz und die Nerven und steigert sogar die Fettverbrennung. Es schützt unsere Gefäße und unsere Nerven. Q10 kann die Funktionsfähigkeit der Mitochondrien unterstützen und wird daher auch bei Nervenerkrankungen eingesetzt. Gute Ergebnisse wurden zudem bei dem Einsatz von Q10 gegen Erschöpfungszustände erzielt.

Zink

Zink spielt für den Stoffwechsel unserer Organe eine wichtige Rolle und hat einen großen Einfluss auf unser Immunsystem. Neueste Studien belegen, dass Zink auch an Prozessen im Gehirn beteiligt ist und sich positiv auf die Psyche auswirkt. Zink ist ein wichtiges Spurenelement und wirkt auf den Hirnstoffwechsel. So ist z.B. bei depressiven Episoden häufig ein Zinkmangel nachweisbar. Je nach Schwere der Depression ist auch die Zinkkonzentration im Blut entsprechend gering.

Abgesehen von Mangelerscheinungen und hormonellen Problemen wird derzeit auch diskutiert, ob Halswirbelsäulenprobleme Angststörungen auslösen. Unser Hals ist die Schwachstelle des Körpers. Ein Halswirbelsäulentrauma, ein stark verspannter oder angeknackster Nacken, kann wichtige Blutgefäße einklemmen. Das Gehirn wird dann nicht mehr optimal mit Sauerstoff und Nährstoffen versorgt und wichtige Gehirnnerven können gereizt werden. Kopfschmerzen, unscharfes

Sehen, Schwindel und Schlafstörungen sind nur einige Symptome, die auftreten können. Insbesondere dann, wenn der Sympathikus-Nerv gereizt ist, welcher für unseren Kampf-Flucht-Modus zuständig ist, können Symptome auftreten, die auch bei Angststörungen vorkommen, wie z.B. Schwitzen, Herzklopfen, Bluthochdruck, Kurzatmigkeit und Verdauungsprobleme.

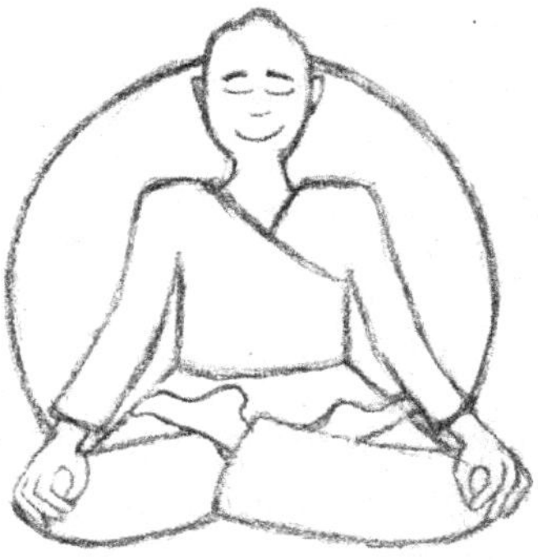

Ishti: Lass dich regelmäßig von deinem Hausarzt durchchecken. Vielleicht ist er bereit eine Nährstoffdiagnostik durchzuführen. Auf der einen Seite kannst du körperliche Ursachen hiermit ausschließen und anderseits auch präventiv vorgehen, denn Menschen mit psychischen Erkrankungen sind leider auch anfälliger für die Entwicklung somatischer Erkrankungen. Supplementiere aber unbedingt nur bei Bedarf, denn zu viele Zusätze schaden mehr, als dass sie helfen.

Ernährung und weitere mögliche Ergänzungen

„Eure Nahrung soll eure Medizin und eure Medizin soll eure Nahrung sein!“

Hippokrates

Du bist was du isst. Zu den oben beschriebenen Mangelzuständen an Vitaminen und Nährstoffen kommt es natürlich meistens dann, wenn die Ernährung unausgewogen ist. Besonders bei psychischen Erkrankungen und Beschwerden seelischer Natur ist es wichtig, gesund und ausgewogen zu essen, um solche Mangelzustände zu verhindern und dem Körper Gutes zu tun.

Immer wieder hört man, dass unsere Böden durch exzessive Überbewirtschaftung, die auf Profit, also großen Ertrag ausgerichtet ist, ausgelaugt sind und aufgrund dessen Nahrungsergänzungen zugefügt werden müssen, um den Körper mit allen Vitalstoffen zu versorgen. Obst und Gemüse sind offenbar heute von den Inhaltsstoffen her leider nicht mehr das, was sie vor einem halben Jahrhundert noch waren. Verschiedene Umstände, wie z.B. Monokulturen oder Düngungen sollen dazu beigetragen haben, dass der Vitamin- und Mineralgehalt deutlich gesunken ist. Die Böden werden demnach von Jahrzehnt zu Jahrzehnt verbrauchter und ärmer.

Neben einer gesunden Ernährung bestehend aus viel frischem Obst, Gemüse, Hülsenfrüchten, Salat, Nüssen und Getreide aus Bioanbau und bei Bedarf oben genannten Vitaminen und den Omega-3-Fettsäuren, kann man sich überlegen, ob man einige Mittel anschafft, falls ein Mangel vorliegt. Es ist zudem ratsam, mehr grünes Gemüse und hochwertige Fette zu essen und den Verzehr von Fleisch und Milchprodukten zu reduzieren oder ganz darauf zu verzichten. Fleisch und Milch fördern entzündliche Prozesse im Körper, die insbesondere bei Depressionen und Ängsten unbedingt zu vermeiden sind. Sinnvoll ist auch der Verzicht auf Zucker und Kaffee. Forscher haben festgestellt, dass Menschen mit einem hohen Zuckerkonsum sehr viel eher psychische Erkrankungen wie Depressionen oder Angsterkrankungen entwickeln, als Menschen mit geringem Zuckerkonsum. Gemeint ist hier der Industriezucker, der sich z.B. in Süßigkeiten oder gesüßten Getränken versteckt oder als Haushaltszucker in den Kaffee gerührt wird. Apropos Kaffee - das in Kaffee enthaltene Koffein versetzt den menschlichen Körper in den Kampf-Flucht-Modus, indem die Nebennieren dazu angeregt werden, Adrenalin zu produzieren. Wenn dann der Adrenalinkick wieder abebbt, bemerken wir Anzeichen von Erschöpfung, Müdigkeit, Kopfschmerzen oder Reizbarkeit. Menschen mit einem hohen Kaffeekonsum, die erstmals auf Kaffee verzichten, bemerken in den meisten Fällen sogar starke Absetzsymptome wie Kopfschmerzen oder Migräne.

Kleiner Exkurs: Yogaernährung

Eine der fünf Säulen des Hatha Yoga ist die Ernährung. Im Yoga werden die Nahrungsmittel wie folgt in drei Kategorien eingeteilt:

- Sattwige (reine): Salat, Gemüse, Obst, Getreide, Nüsse, Öle, Hülsenfrüchte/Bohnen. Diese Lebensmittel erhöhen unsere Lebensenergie (Prana) und sind bedenkenlos zu empfehlen. Es ist besonders drauf zu achten, auch einen Anteil Rohkost in die tägliche Ernährung zu bringen.
- Rajasige (unruhige): z.B. Kaffee, Zucker, Eier, weißes Mehl, Süßstoffe und alles, was unsere Großeltern nicht kannten (industriell gefertigte Lebensmittel). Diese Lebensmittel machen

nervös und süchtig und sind gerade bei Depressionen, Ängsten und anderen psychischen Auffälligkeiten zu vermeiden.

- Tamasige (schwer, lähmend): z.B. Fleisch, Wurst, Geflügel, Tabak, Alkohol, Konserven. Diese Lebensmittel machen uns träge und niedergeschlagen. Sie sind absolut zu vermeiden. Abgesehen davon verstößt der Verzehr von Fleisch gegen Ahimsa (Gewaltlosigkeit).

Forscher stellten 2018 fest, dass der Verzehr von rohem Obst und Gemüse mit einer deutlich besseren psychischen Gesundheit in Verbindung steht. Das Kochen und Verarbeiten von Lebensmitteln vermindert deren Vitalstoffgehalt stark und gerade Vitalstoffe sind unabdingbar für eine gute psychische Stabilität. Also verringern wir durch das Essen von viel Rohkost unser Risiko, an einer psychischen Erkrankung (z.B. einer Depression) zu erkranken.

Wichtig ist zudem das achtsame Essen und das gute Kauen der Lebensmittel (ca. 30-mal). Wenn wir älter als 30 Jahre sind benötigen wir nicht mehr so viel Nahrung - zweimal am Tag kann hier völlig ausreichend sein. Über den Tag sollte genug getrunken werden, aber nicht während oder direkt nach der Mahlzeit.

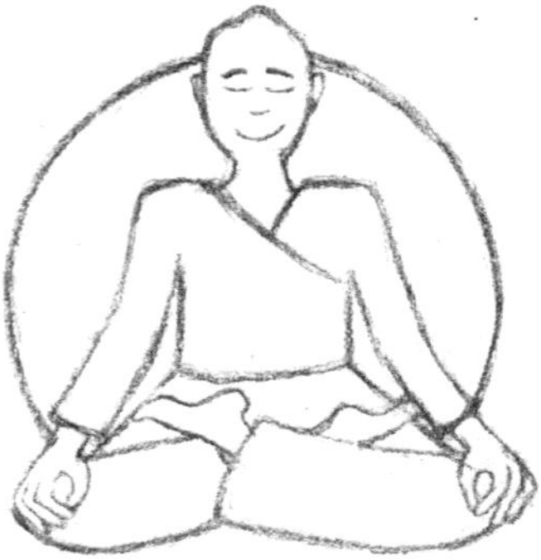

Ishti: Du bist, was du isst. Komme zu einer gesunden und natürlichen Ernährung zurück. Beginne kleinschrittig deine schlechten Essgewohnheiten zu ändern, wenn dir eine abrupte Ernährungsumstellung schwerfällt.

Nahrungsergänzungsmittel

Spirulina

Es gibt leider bis dato kaum aussagekräftige wissenschaftliche Studien, die gesundheitsfördernde Effekte beim Menschen belegen, das vorweg, dennoch sind die Inhaltsstoffe bemerkenswert und einige Versuche deuten bereits auf einen positiven, gesundheitlichen Effekt hin. Abgesehen davon sind die Wissenschaftler intensiv mit Spirulina beschäftigt und forschen fleißig, was die gesundheitsförderliche Wirkung angeht. Das lässt schon erahnen, dass die Alge einige Überraschungen für uns bereithält. Die getrockneten grünen Algenpräparate enthalten durchschnittlich ca. 60 Prozent Proteine, 20 Prozent Kohlenhydrate, 4 Prozent Fette und 5 Prozent Mineralstoffe. In den Proteinen sind alle essentiellen Aminosäuren enthalten. Außerdem sind β-Karotin - eine Vorstufe des Vitamin A -, B-Vitamine und Vitamin E enthalten sowie in hohen Konzentrationen Calcium, Eisen und Magnesium. Kritiker bemerken gerne, dass von dem in der Spirulinaalge enthaltenen Vitamin B der menschliche Organismus nur etwa 20 Prozent verarbeiten kann. Ähnlich ist das Verhältnis aber auch bei tierischen Lebensmitteln. Spirulina kauft man am Besten in zertifizierter Bioqualität in Form von Pulver oder Tabletten als Nahrungsergänzungsmittel. Bei aller Kritik ist mir Spirulina lieber als Magnesium oder Eisen in Tablettenform, denn Spirulina ist eine Alge und somit ein Naturerzeugnis.

Ginseng

Ginseng hat eine Vielzahl verschiedener Inhaltsstoffe (z.B. die sogenannten Ginsenoside). Diesen verdankt er seine entzündungshemmende, krampflösende und blutdrucksenkende Eigenschaft. Wer Ginseng zu sich nimmt wird leistungsfähiger, kann sich besser konzentrieren und ist aufmerksamer. Ganz allgemein lösen sich Erschöpfungszustände, Müdigkeit geht zurück. Forscher führen das auf ein allgemein stabilisiertes Immunsystem zurück.

Alternativen zu Psychopharmaka

Johanniskraut

Bei leichten bis mittelschweren Depressionen ist die Wirkung von Johanniskrautpräparaten in zahlreichen klinischen Studien immer wieder belegt worden. Es ist das am häufigsten eingesetzte Antidepressivum auf natürlicher Basis. Man vermutet, dass das in ihm enthaltene Hypericin die Konzentration der Botenstoffe Serotonin und Noradrenalin an den Bindungsstellen der Nervenzellen erhöht. Für schwere Depressionen eignet es sich aber nicht. Zu achten ist auch auf die Wechselwirkungen mit anderen Medikamenten. Es darf keinesfalls zusätzlich zu einem Antidepressivum genommen werden, da dies zu dem lebensgefährlichen Serotoninsyndrom führen kann. In der Regel sind Präparate gegen mittelschwere Depressionen rezeptpflichtig. Ich halte viel davon, bei leichteren Depression vorerst ein pflanzliches Mittel zu probieren. Umsteigen kann man immer noch. Aber auch pflanzliche Mittel können Nebenwirkungen haben. Johanniskraut führt z.B. zu einer erhöhten Lichtempfindlichkeit und kann auch Müdigkeit hervorrufen.

Rosenwurz

In Sibirien wird der Rosenwurz „Goldene Wurzel“ genannt, denn das Wurzelextrakt soll Erinnerungsvermögen, Konzentration und Aufnahmevermögen steigern. Rosenwurz wird zur Unterstützung der geistigen und körperlichen Vitalität genutzt und ist der Volksmedizin schon länger bekannt. Auch bei Stress, Burnout und Depressionen werden

Extrakte der Heilpflanze angewendet. Die Wirkungen werden möglicherweise durch Änderungen des Serotonin- und Dopamin-Niveaus vermittelt.

Ashwagandha

Ashwagandha ist eine Heilpflanze der indischen Heilkunde Ayurveda. Sie wird auch gerne als „Indischer Ginseng", Schlafbeere oder Winterkirsche bezeichnet. Ashwagandha kann die Ausdauer steigern und Stress mildern. Es gibt viele Studien über die Wirkungen von Ashwagandha, wie z.B. die Verbesserung der Schilddrüsenfunktion, Linderung von Angst und Depressionen, Bekämpfung von Stress und Erschöpfung, Verminderung der Hirnzellendegeneration, Stabilisierung des Blutzuckers, Senkung des Cholesterinspiegels und die Stärkung des Immunsystems.

Griffonia, HTP 5

Man hat festgestellt, dass bei vielen Menschen mit Depressionen, Ängsten oder Zwangserkrankungen der Serotoninspiegel abgesunken ist. Häufig verschreiben die Psychiater hier Medikamente, die eben diesen wieder anheben. Es gibt aber auch natürliche Mittel, die den Serotoninpegel wieder ansteigen lassen können, wie z.B. das oben erwähnte Johanniskraut. Aber auch HTP 5, das aus der afrikanischen Schwarzbohne gewonnen wird, wird eine stimmungsaufhellende, beruhigende und gewichtsreduzierende Wirkung zugeschrieben. Da es auch den Serotoninspiegel erhöht, darf es keinesfalls mit anderen Psychopharmaka kombiniert werden (Gefahr des lebensgefährlichen Serotoninsyndroms).

GABA

Gamma-Aminobuttersäure (GABA) ist ein wichtiger beruhigender Neurotransmitter des Zentralnervensystems. Wenn der Körper aufgrund zu vieler Reize nicht zur Ruhe kommt, kann das ein Zeichen dafür sein, dass der GABA-Haushalt aus dem Gleichgewicht geraten ist. Bereits 1960 wurde die herausragende Bedeutung von GABA als inhibitorischer Neurotransmitter erkannt. GABA kann das Wohlbefinden und den Nachtschlaf unterstützen. Der Neurotransmitter wirkt beruhigend und hilft dabei, mit den vielen Reizen des Alltags umzugehen. Er kann ebenso dabei unterstützen, die Energiereserven wieder aufzuladen.

Pflanzliche Beruhigungsmittel

Baldrian

Als „Stinkwurzel" sollte der Baldrian früher böse Geister verscheuchen. Heute werden Baldrianwurzelextrakte in jedem Drogeriemarkt angeboten. Die Wirkung ist gut untersucht. Baldrian lindert tagsüber Unruhezustände und hilft abends bei nervös bedingten Einschlafstörungen. Weder wird der physiologische Schlafverlauf beeinträchtigt, noch ist mit einem Hangover am nächsten Morgen zu rechnen. Nach der Einnahme kommt man zu einer höheren Entspannung, schläft schneller ein und erlangt eine höhere Schlafqualität. Es kommt zu einem allgemein entspannten Zustand. Die Forschung geht davon aus, dass der Neurotransmitterhaushalt im Gehirn beeinflusst wird. Insbesondere die Ausschüttung des hemmenden Botenstoffs GABA (s.o.) wird erhöht. Man sollte ein wenig Geduld mitbringen - bei einigen Anwendern kommt es erst nach ca. zwei Wochen Einnahmezeit zu einer Besserung.

Melisse

Schon Hildegard von Bingen glaubte, dass Melisse „das Herz freudig macht". Hauptwirkstoffe sind Citral und Citronellal. Auch hier beruht die Wirkung auf einer vermehrten Bildung des beruhigenden Neurotransmitters GABA im Gehirn. Die Heilpflanze Melisse findet Anwendung bei Schlafstörungen und Unruhezuständen, aber auch bei nervös bedingten Magen-Darmstörungen. Melisse wirkt ausgleichend auf das Nervensystem, angstlösend, stimmungsaufhellend, beruhigt die gereizten Nerven und fördert die Konzentrationsfähigkeit. Man findet die beruhigende Pflanze häufig in Teemischungen und in Kombinationspräparaten mit Baldrian, Hopfen, Passionsblume und Johanniskraut.

Passionsblume

Auch diese schöne Pflanze, die aus Südamerika stammt und bereits von den Azteken verwendet wurde, wirkt auf den Nervenbotenstoff GABA im Gehirn und verringert so Unruhe und Anspannung. Die Passiflora soll krampflösend, beruhigend und blutdrucksenkend wirken, so dass sie als natürliches Mittel gegen Nervosität, Ängste und Einschlafprobleme eingesetzt wird. Die Anwendung in Form von Tee oder Tabletten soll die größte Wirkung besitzen, aber auch Extrakte in flüssiger und getrockneter Form können aus der Heilpflanze hergestellt werden. Häufig wird auch sie mit ähnlich wirkenden Kräutern wie Baldrian oder Hopfen kombiniert.

Hopfen

Erst seit dem 18. Jahrhundert ist Hopfen, den man aus der Bierherstellung kennt, als sanftes Schlaf- und Nervenmittel bekannt. Es gibt bislang keine Studien, die Forscher ausschließlich mit Hopfen durchgeführt haben, da Studienteilnehmer zumeist eine Kombination aus Hopfen und Baldrian eingenommen haben. Die beiden Pflanzen haben unterschiedliche Angriffspunkte im Körper und ergänzen sich in ihrer schlaffördernden Wirkung. Wer schlecht ein- oder durchschläft, kann daher eine Kombination beider Kräuter probieren.

CBD

Das CBD-Öl wird aus den Blüten und Blättern von Hanfpflanzen hergestellt. Die jahrtausendealte Kulturpflanze ist für ihre unterschiedlichen Einsatzgebiete bekannt. Das frei verkäufliche Öl (es enthält keinerlei rauschinduzierende Substanzen) ist oral einzunehmen und wird über die Mundschleimhaut aufgenommen. Es entfaltet seine beruhigende Wirkung u.a. bei Ein- und Durchschlafproblemen, bei psychischen Problemen wie Burnout oder Depressionen und bei chronischen Schmerzen. Im Gegensatz zu Schlafmitteln oder starken Schmerzmitteln ist man am nächsten Tag voll einsatzfähig.

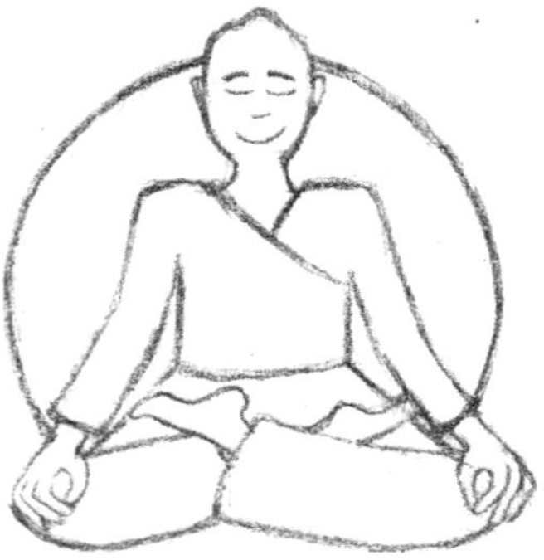

Ishti: Wenn deine Symptome nicht zu schwer sind, kannst du versuchen, deine Stimmung durch pflanzliche Mittel oder Aminosäuren zu verbessern. Sei aber vorsichtig bei Kombinationen mit Psychopharmaka und berate dich vorher mit deinem Arzt.

Ungemütliche Phänomene und Erste-Hilfe-Techniken

Das Trauma

Über die Jahre habe ich beobachtet, dass viele psychische Erkrankungen mit Traumata in Zusammenhang stehen - mit bewussten und mit unbewussten. Es gibt Erlebnisse, wie z.B. Unfälle oder Überfälle, die ein Schocktrauma und eine posttraumatische Belastungsstörung auslösen. Hier kommt es häufig auch zu den sogenannten Flashbacks, den plötzlichen Erinnerungen an die Situation, die wie Blitze in den Köpfen der Betroffenen auftauchen. Andere Traumata haben in der frühen Kindheit stattgefunden und sind völlig unbewusst. Manchmal gibt es eine ganze Reihe von Entwicklungstraumata, die hierzulande völlig unterschätzt werden. Entwicklungstraumata können z.B. durch zu wenig Bindung des Säuglings zur Mutter entstehen, durch das „Schreien lassen" eines Säuglings oder durch Bindungsunterbrechungen wie frühe Krankenhausaufenthalte. Manche Traumata (z.B. Kriegstraumata) können sich sogar weitervererben. Dieser Vererbung von Traumata habe ich früher eine viel zu geringe Bewertung beigemessen und konnte mir einfach nicht vorstellen, dass Enkel noch unter den furchtbaren Erlebnissen ihrer Großeltern leiden können, aber so ist es. Je früher und komplexer das Trauma, desto mehr verändert sich die Persönlichkeit des Betroffenen. Ich habe sehr viele Opfer von Gewalt und Missbrauch kenngelernt und frage mich oft, inwieweit es den Tätern klar ist, was sie bei den Opfern, häufig Kindern, angerichtet haben.

Eine Psychologiedozentin berichtete einmal über ihr eigenes Trauma und ihre Symptome diesbezüglich. Über eine Stunde lang hielt sie einen Vortrag, während ihr die Tränen über das Gesicht strömten. Sie beschrieb die ständige Überaktivität des Nervensystems, die dazu führte, dass sie häufig spontan eingeschlief, weil die Energie aufgebraucht war. Es war sehr beeindruckend, wie stark diese Frau war, die ihr eigenes Schicksal öffentlich machte und es zuließ, dass man ihr in die Seele schaute.

Die meisten von Trauma betroffenen Menschen, mit denen ich gearbeitet habe, haben sich sehr für ihre Symptome geschämt, mich selbst eingeschlossen. Häufig wirken Traumatisierte besonders stark, was dazu führt, dass sie nicht selten falsch eingeschätzt werden. Dass in den Augen von traumatisierten Menschen eine besondere Kraft und Stärke zu erkennen ist und vielleicht auch eine gewisse Unnahbarkeit, liegt einfach daran, dass ständig Energie bereitgestellt ist, um zu kämpfen oder zu flüchten. Bezüglich eines Traumas ist es häufig nicht so einfach "das Buch zu schließen", wie der Dalai Lama sagte, denn bei einem unverarbeiteten Trauma hat sich der Mensch quasi an dem traumatischen Erlebnis verschluckt und steckt in diesem Kapitel fest. Es kann sich sehr lohnen, ein Trauma aufzuarbeiten. Es kann aber auch sein, dass es besser ist, ein weit zurückliegendes Trauma einfach ruhen zu lassen, falls das Unterbewusstsein dieses Menschen gute Strategien entwickelt hat, um trotzdem ein gutes Leben zu führen. Das intensive Aufdecken kann zudem zu einer Retraumatisierung führen.

Eine Klientin, die im Jugendalter Opfer einer Gewalttat wurde, lebte auch nach dem Erlebnis ein sehr buntes, reiches Leben mit vielen Freunden, studierte und jobbte, bis sie plötzlich mit Mitte 30 von ihrem Trauma eingeholt wurde und Symptome wie starke Angst und Panik in Menschenmengen, in der Dunkelheit, in öffentlichen Verkehrsmitteln und ähnlichen Situationen zeigte. Ich begleitete sie in diesen schweren Jahren, in denen sie aus Scham ihre Freundschaften nicht mehr pflegte und in eine immer schwerer werdende depressive Episode hineinrutschte. Sie versuchte alles, was ihr vorgeschlagen wurde: ambulante Therapie, Achtsamkeitstraining, Yoga, Selbsthilfegruppen, Klinikaufenthalte etc. Die Bearbeitung ihres Traumas in der Therapie ging nur langsam bis gar nicht voran, da die Klientin niemals stabil genug erschien, um das Trauma wirklich anzugehen.

Ich gebe zu, von ihren Schwingungen angesteckt worden zu sein und selbst ein wenig resigniert zu haben und schätzte einen weiteren Aufenthalt, diesmal aber in einer reinen Traumaklinik, nur als weiteren, wenig Erfolg versprechenden Therapieversuch ein. Was mich dann nach acht Wochen erwartete, war ein Wunder. Die Klientin strahlte und hatte einen Großteil ihrer depressiven Symptomatik verloren. Sie konnte sich plötzlich wieder unter vielen Menschen aufhalten. Ihre frühere Unbeschwertheit erlangte sie nicht direkt zurück, aber sie fühlte sich wieder stark genug, um alleine durchs Leben zu gehen, und war nicht mehr auf meine Unterstützung angewiesen. Es gibt nichts Besseres für einen Betreuer, als nicht mehr gebraucht und schließlich vergessen zu werden. So kann es also sein, wenn ein posttraumatisches Belastungssyndrom mit einer Traumatherapie behandelt wird.

Kleiner Exkurs: Trigger

Trigger sind Sinneswahrnehmungen, die etwas in uns in Bewegung bringen. In meinem Fall ist es z.B. so, dass ich in Gesellschaft bei guter Stimmung sein kann und plötzlich erstarre und sich mir die Kehle zuschnürt, sobald ich laute Männerstimmen höre. Mein Verstand weiß natürlich, dass es in einer heiteren, geselligen Runde auch mal etwas lauter zugehen kann und keine Gefahr davon ausgeht. Da ich aber als sehr junges Kind häufiger Zeugin der Unberechenbarkeit von betrunkenen Männer war, setzt das bei mir manchmal noch heute ein Warnsystem in Gang. Genauso ist es bei familiären Veranstaltungen. Mein Ich fällt hier häufig in einen sehr bedrückten, stillen und passiven Zustand, auch wenn es mir kurz zuvor noch gut gegangen ist. Alte, verletzende Erfahrungen konnten hier nicht verarbeitet oder im Körper entladen werden. Objektiv gibt es keinen Grund und so wirkt mein Verhalten für die, die mich vorher noch unbeschwert erlebt haben, sicherlich seltsam.

Manchmal sind es Filme, die mit uns etwas machen, oder Melodien, Gegenden oder Gerüche. Ständig reagiert beim Sehen, Hören, Riechen, Schmecken und Fühlen das Körpergedächtnis - und das jeden Tag, bewusst und unbewusst. Es gibt natürlich auch Trigger, die angenehme Gefühle und Erinnerungen aktivieren. Ein Beispiel ist die Partnerwahl. Häufig werden Partner gewählt, die dem Vater, oder dem Expartner ähneln, da diese Ähnlichkeit ganz unbewusst angenehme Gefühle triggert.

In der Traumaforschung geht man davon aus, dass sogar die unverarbeiteten Emotionen unserer Vorfahren auf uns übertragen werden können. So kann es sein, dass wir unsere Gegenwart durch verschiedene Brillen wahrnehmen - durch die Brille der Vergangenheit, die unserer

Vorfahren, und manchmal auch durch unsere aktuelle, die uns klarsehen lässt.

Meine Klienten haben oft eine so schmerzhafte, emotionale Geschichte, dass sie sich mit diesem traumatisierten Zustand identifizieren und aus ihrem Schmerzkörper kaum heraustreten können. Die Aufgabe ist es dann, ihre Geschichte zu bearbeiten und anzuerkennen, um die gebundene Kraft wieder in das Hier und Jetzt zurückzuholen.

Hier einige Methoden der Traumabewältigung:

Somatic Experiencing

In lebensbedrohlichen Situationen reagiert der Mensch wie jedes andere Säugetier mit drei Reflexen: Flucht, Kampf oder Erstarrung. Im menschlichen Gehirn spielt aber auch Rationalität eine Rolle, wodurch es passieren kann, dass die Abfolge von Reflexen nicht zu einem Abschluss kommt und dadurch die bedrohliche Situation körperlich nicht vollständig verarbeitet wird. Das Nervensystem bleibt dann im Alarmzustand stecken. Ich z.B. war in einer Situation, in der man mir drohte, mich umzubringen, und ich spürte bereits den Griff der beiden Hände, die mir das Genick brechen wollten. Die Situation entschärfte sich und ich lebte mein Leben normal weiter und war völlig überrascht von den später plötzlich auftauchenden Panikattacken. Damals war die Traumaforschung noch nicht so weit und erst Jahre später wurde mir klar, dass ich unter einer posttraumatischen Belastungsstörung litt. Ich hatte mich an dieser Todesangsterfahrung „verschluckt" - ich bin weder geflüchtet, noch habe ich gekämpft oder mich totgestellt.

Somatic Experiencing wurde von Dr. Peter Levine entwickelt und ist ein körperorientierter Ansatz zur Überwindung von Schocktraumata, Entwicklungs- oder Bindungstraumata. Mit dieser Methode können Traumatisierte aus der permanenten inneren Alarmbereitschaft wieder in einen Zustand der Entspannung finden. Inspiriert wurde er von dem Verhalten von Tieren, die auf der Flucht vor einem Raubtier in einen Totstellreflex fallen. Er schützt das Tier zweifach: Todesangst und Schmerz werden nicht mehr wahrgenommen und tote Tiere werden von vielen Raubtieren nicht gefressen. Überlebt das Tier, beginnt es nach ein paar Minuten am ganzen Körper zu zittern. Danach kommt es wieder zur Ruhe und läuft völlig unbelastet davon.

Wird das Tier jedoch beim Zittern gestört, erleidet es ein Trauma. Folgen sind z.B. dauernde Angst, Anspannung, Unruhe und Verlust der sozialen Bindung zu den anderen Herdenmitgliedern. Peter Levine hat erforscht, wie ein Trauma verarbeitet und aufgelöst werden kann, und diese Erkenntnisse in die Methode des Somatic Experiencing umgesetzt.

Bei einer Posttraumatischen Belastungsstörung produziert der Körper unerklärliche Symptome, die das Leben einschränken. Eine Somatic Experiencing-Sitzung hilft zu verstehen, wie diese Symptome mit erlebten Traumatisierungen zusammenhängen. Das Trauma muss in den Sitzungen nicht erneut durchlebt werden. Vielmehr soll gelernt werden, in der Gegenwart verankert zu bleiben, während über vergangene traumatische Erfahrungen berichtet wird. Es werden Ressourcen aktiviert, die in der damaligen Situation fehlten und es wird häufig in den Körper hineingespürt, um nach und nach die im Nervensystem gebundene Überlebensenergie zu lösen. Neue Erfahrungen im Körper geben Sicherheit und die unbewusste Fixierung auf das Trauma löst sich. Allmählich entfaltet sich der natürliche Rhythmus von Ladung und Entladung, Anspannung und Entspannung. Es ist beim Somatic Experiencing sogar möglich, inhaltsfrei zu arbeiten und sich mehr an aktuellen Gefühlen und Körperempfindungen zu orientieren. Es genügt, dass der Körper sich erinnert.

Auch nach Jahren, sogar Jahrzehnten, kann man mit Somatic Experiencing traumatische Erlebnisse verarbeiten und integrieren. Es ist nie zu spät.

Es gibt im Übrigen ein weiteres Verfahren, dass sich das oben beschriebene Zittern zu Nutze macht, um die Folgen von Stress und Trauma zu lindern. TRE (Tension & Trauma Releasing Exercises) wurde von Dr. David Berceli erfunden. Er entwickelte eine einfache Übungsreihe, die das „neurogene" Zittern hervorruft und eine wohltuende Tiefenentspannung herbeiführt. Die Übungen sind einzeln und in Gruppen ohne Risiko durchführbar.

EMDR

Dr. Francine Shapiro entdeckte den entlastenden Effekt von Augenbewegungen und entwickelte die EMDR-Methode (Eye-Movement Desensitization and Reprocessing-Methode), welche heute wissenschaftlich anerkannt ist. Die Wirksamkeit von EMDR ist durch zahlreiche wissenschaftliche Studien belegt. Sie ist eines der effektivsten Verfahren der modernen Traumatherapie. Auf welchem Wege EMDR wirkt, ist bis heute nicht wirklich geklärt. Nach der Behandlung einer einfachen posttraumatischen Belastungsstörung mit EMDR fühlen sich 80 Prozent der Patientinnen und Patienten deutlich entlastet - und das bereits nach wenigen Sitzungen.

Hier wird die belastende Erinnerung nachbearbeitet. Der Patient folgt den Fingern des Therapeuten mit den Augen, während dieser seine Hand abwechselnd nach rechts und links bewegt. Diese Stimulation unterstützt das Gehirn, die eigenen Selbstheilungskräfte zu aktivieren und die belastenden Erinnerungen zu verarbeiten.

Üblicherweise werden für eine EMDR-Sitzung 90 Minuten eingeplant. Das genaue Thema, das bearbeitet werden soll, wird noch einmal auf den Punkt gebracht. Dann wird festgelegt, um welchen Abschnitt des Traumas es gehen soll. Das Gefühl, das in Hinblick auf das

Ereignis auftaucht, wird vom Klienten in seiner Belastungsstärke bewertet, meist anhand einer Skala von eins bis zehn.

Der Therapeut bewegt dann seine Hand im Gesichtsfeld des Klienten von links nach rechts und der Klient folgt der Handbewegung nur mit den Augen, während er sich auf die belastende Situation konzentriert und von ihr berichtet. Die Augenstimulation erfolgt je nach Bedarf 30 bis 100mal, bis sie kurz für eine Nachfrage des Therapeuten, wie es jetzt ist, unterbrochen wird. Nach einer kurzen Rückmeldung setzt er die Stimulation fort.

Der Prozess ist sehr anstrengend, da die Gefühle des Traumas nochmals durchlebt werden sollen - diesmal aber sollen die Erlebnisse wirklich verdaut und verarbeitet werden.

Die Jupiter Finger Chakra Meditation

Hier mal eine unkonventionelle Methode. Das uralte System des Yoga hat sich nicht umsonst über Jahrtausende gehalten und auf vieles eine Antwort. Auch wenn diese Methode seltsam und ungewöhnlich erscheinen mag, bitte ich um Experimentierfreudigkeit. Diese hat mir schon enorm viel Positives eingebracht. Die folgende Meditation hat einen ähnlichen Effekt wie die EMDR-Methode und ist eigentlich für Kinder gedacht. Aber auch jeder Erwachsene, der ein Trauma zu verarbeiten hat, kann von dieser Meditation profitieren. Sie schafft eine Balance in den Meridianen und Chakren. Meridiane sind Energiebahnen und Chakren sind Energiezentren - beide kommen zahlreich im menschlichen Körper vor. Die Meditation wirkt zudem auf den präfrontalen Kortex, also auf den Teil des Gehirns, der für Bewusstseinsbildung zuständig ist. Außerdem regt sie den Parasympathikus, den Ruhenerv, an und sorgt somit für Ruhe und Entspannung.

Anleitung

- Nimm einen bequemen Sitz ein. Die Wirbelsäule ist aufgerichtet; die Augen sind geschlossen.
- Lege deine linke Hand auf deine Brust - die Finger zeigen nach rechts. Berühre jetzt mit dem Zeigefinger der rechten Hand folgende Punkte:

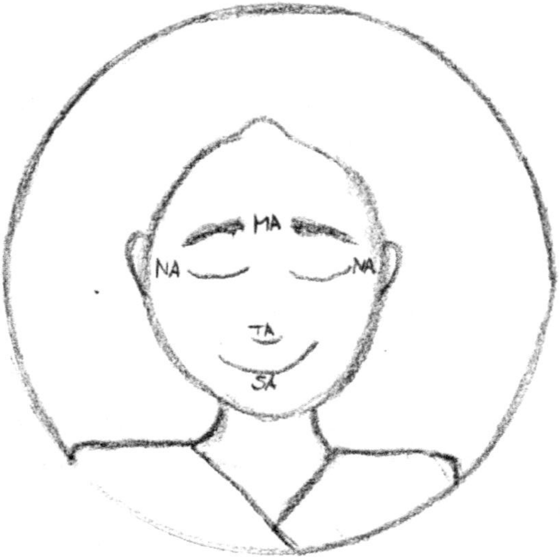

- Mitte der Unterlippe, Nasenspitze, rechter Augenwinkel, Punkt zwischen den Augenbrauen.
- Wiederhole die Abfolge, berühre aber dieses Mal den linken Augenwinkel.
- Synchronisiere die Berührungen mit dem Mantra Sa Ta Na Ma. Sa (Mitte der Unterlippe), Ta (Nasenspitze), Na (Augenwinkel), Ma (Augenbrauenzentrum).

- Wiederhole nun den Zyklus einige Male (maximal 30 Minuten lang). Senke danach die Hand und spüre nach. Dir wird es bessergehen.

Der sichere Ort
(eine Standardübung aus der Traumatherapie)

- Stelle dir einen Ort vor, der dir gefällt und an dem du dich sicher und geborgen fühlst. Dieser Ort kann auf der Erde sein oder auch außerhalb von ihr. Es darf ein fiktiver Ort sein oder ein realer. Lasse Gedanken und Vorstellungen oder Bilder aufsteigen von einem Ort, an dem du dich geborgen fühlst. Wenn unangenehme Bilder auftauchen, gehe einfach weiter. Jeder kann einen solchen "nur guten" Ort für sich finden, an dem man sich vollkommen wohl fühlt.
- Dann begrenze diesen Ort und bestimme, welche Lebewesen dort sein dürfen. Wenn du willst, lade liebevolle Begleiter oder Helfer zu diesem Ort ein oder Wesen, die dir Unterstützung und Liebe geben, wie z.B. Krafttiere.
- Prüfe nun, ob du dich dort mit allen Sinnen wohl fühlst. Was siehst du? Ist es angenehm? Wenn es etwas gibt, was dir nicht gefällt, dann verändere es. Was hörst Du? Ist es für dich angenehm? Wenn nicht, verändere es. Ist die Temperatur angenehm? Wenn nicht, so kannst du sie jetzt verändern. Kann sich Dein Körper so bewegen, dass du dich damit ganz wohl fühlst? Wenn noch etwas fehlt, verändere alles so, bis es ganz stimmig für dich ist. Falls Du Gerüche wahrnimmst - sind diese angenehm? Auch sie kannst du verändern, so dass du dich ganz wohl damit fühlst.
- Wenn du spürst, dass du dich ganz und gar an diesem inneren Ort wohlfühlst, dann überlege dir eine Körpergeste. Diese kleine Geste kannst du in Zukunft immer dann ausführen, wenn du

zu dem Ort zurückkehren möchtest. Geste und Ort sind miteinander verbunden. Das hilft dir, schneller in die Vorstellung eintauchen zu können. Wenn du möchtest, kannst du diese Geste jetzt ausführen.

- Um die Übung zu beenden, kannst du wieder deine Körpergrenzen wahrnehmen und den Kontakt des Körpers mit dem Boden/dem Stuhl achtsam registrieren. Komm mit der Aufmerksamkeit zurück in den Raum.

Wie geht es dir nach dieser Übung? Erlebst du ein Gefühl von innerer Sicherheit, von Geborgenheit? Dann könntest du diese Übung regelmäßig machen, so dass sie dir in Fleisch und Blut übergeht und du sie jederzeit einsetzen kannst, wenn du dich angespannt oder unwohl fühlst. Du wirst dann erfahren, dass du auf diese Art, das heißt, mit Hilfe dieser Übung, Meister schwieriger Situationen wirst, indem du dir rasch helfen kannst, ruhiger zu werden und aufzutanken.

Dies gelingt aber in angespannten Situationen nur dann, wenn man die Übungen verinnerlicht hat. Wer die Übung nur ab und zu macht, mag sie im jeweiligen Moment als wirksam erleben, es ist aber unwahrscheinlich, dass sie in kritischen Situationen hilft, insbesondere deshalb, weil sie dann nicht rasch genug verfügbar ist.

Es gibt kein "Muss" bei diesen Übungen. Falls du dir eine bestimmte Sinneswahrnehmung noch nicht oder nur schwer vorstellen kannst (z.B. Hören, Riechen), ist das in Ordnung.

Frei nach Luise Reddemann

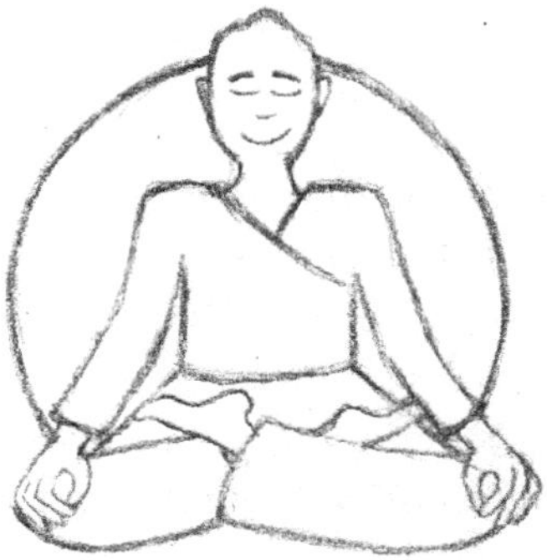

Ishti: Es kann sich lohnen, ein Trauma aufzuarbeiten. Möchtest du dieses tun, suche einen Therapeuten, der Traumatherapie anbietet. Probiere eine Technik wie EMDR oder Somatic Experiencing bei einem hierin ausgebildeten Therapeuten aus. Es werden auch noch weitere Methoden angeboten, die hier nicht aufgeführt sind. Die Jupiter Finger Chakra Meditation oder „Der sichere Ort“ kannst du auch alleine durchführen.

Angst und Panikattacken

„Unsere tiefste Angst ist nicht, dass wir der Sache nicht gewachsen sein könnten. Unsere tiefste Angst ist, dass wir unmenschlich mächtig sind. Es ist unser Licht, das wir fürchten, nicht unsere Dunkelheit. Wir fragen uns: Wer bin ich eigentlich, dass ich leuchtend, hinreißend, begnadet und phantastisch sein darf? Wer aber bin ich, dass ich es nicht sein darf? Ich bin ein Kind Gottes. Wenn ich mich klein mache, dient das der Welt nicht. Es hat nichts mit Erleuchtung zu tun, wenn ich mich begrenze, damit andere um mich herum sich nicht verunsichert fühlen. Ich wurde geboren, um die Ehre Gottes zu verwirklichen, die in uns ist. Sie ist nicht nur in einigen von uns. Sie ist in jedem Menschen. Und wenn wir unser Licht erstrahlen lassen, geben wir unbewusst anderen Menschen die Erlaubnis, dasselbe zu tun. Wenn wir uns von unserer Angst befreit haben, wird allein unsere Gegenwart ohne unser Zutun andere befreien."

Nelson Mandela, Amtsrede 1994

Angststörungen sind hierzulande ein häufiges Phänomen. Angst als Urinstinkt ist ein biologisch angelegtes Reaktionsmuster, um mit Bedrohungen umzugehen. Droht Gefahr, kann der Mensch weglaufen oder sich stellen und kämpfen. Dafür werden alle körperlichen Kräfte aktiviert, die zur Verfügung stehen. Es geht schließlich ums Überleben. Angst kann Symptome wie Herzrasen, Schweißausbrüche, Zittern, Kurzatmigkeit, Schmerzen in der Brust, Schwindel und vieles mehr auslösen. Nach dieser extremen Verausgabung folgt dann eine Erholungsphase mit Entspannung. Angst ist ja eigentlich eine gute Sache und schützt uns vor Gefahren. Wann aber wird die Angst nun zur Krankheit? Da sie aus Bewertungen folgt, ist es bei Menschen mit

Angststörungen so, dass sie Gefahrenpotenziale anders einschätzen als „Gesunde". Ungefährliche und risikoarme Objekte und Situationen werden als gefährlich und risikoreich eingestuft. Diese Fehleinschätzung führt zur Ausschüttung von Stresshormonen. Werden diese nicht durch körperliche Aktivität abgebaut, steigert sich die Angst, wird krankhaft und entlädt sich z.B. in einer Panikattacke.

Einigen Angsterkrankungen liegt eigentlich ein Trauma zugrunde, andere kommen offenbar einfach aus heiterem Himmel, gehen aber nicht so schnell wieder. Es gibt auch Erkrankungen, die Angst auslösen können, wie Depressionen, Suchterkrankungen, Multiple Sklerose, Diabetes, Eisenmangel, Pfeiffersches Drüsenfieber, Lungenerkrankungen, um nur einige zu nennen. Manche Menschen haben Klaustrophobie und fürchten sich vor engen Räumen, andere haben Agoraphobie und fürchten Menschenmengen und freie Plätze. Wieder andere Menschen haben Angst vor bestimmten Tieren oder einfach vor anderen Menschen - das ist die sogenannte Soziale Phobie. Leiden Betroffene unter ständigen Sorgen und Befürchtungen und einer unrealistischen Dauerangst, liegt eine generalisierte Angststörung vor. So gibt es heute diesbezüglich Diagnosen über Diagnosen. Man kann sie in der ICD-10-Klassifikation der WHO nachlesen.

Um dem Teufelskreis der Angst zu entwischen, ist es hilfreich, seine eigenen Angstmechanismen genau zu verstehen. Hier kann ein Psychotherapeut unterstützend helfen und die Gesundung z.B. durch begleitete Konfrontationen, Hilfsmittel und Hausaufgaben vorantreiben. Einige Therapeuten versuchen, die Angst durch Entspannungstechniken beherrschbar zu machen oder setzen bei der gedanklichen Umstrukturierung an, um Katastrophengedanken, falsche Überzeugungen und Fehlinterpretationen durch positive Alternativgedanken zu ersetzen. Psychiater hingegen neigen auch hier zur Verschreibung von Medikamenten. Einige Psychotherapien verlangen aber vorerst ein Absetzen der Medikamente, um der Angst unverfälscht begegnen zu können.

Die Yogis glauben, dass Furcht eine schädliche magnetische Kraft bewirkt, welche die befürchteten Dinge anzieht und Schmerzen und mentale Leiden hundertfach verstärkt. Sie gehen davon aus, dass sie die Vorstellungskraft dämpft, den Mut lähmt und Herz, Nerven und Gehirn schadet. Deshalb ist die Empfehlung der großen Meister, sich unbedingt auf Mut zu konzentrieren und jegliche Befürchtung schnell abzuschütteln. „Fürchte dich nicht" heißt es nicht nur in der Bibel, ähnliches steht in jeder alten Schrift der Weltreligionen. Ist das ein Zufall?

Durch meine Arbeit habe ich viele Menschen kennengelernt, die unter Angst leiden. Ich besuchte regelmäßig einen sehr begabten, interessanten und humorvollen jungen Mann, auf den die Welt leider verzichten musste, da er nur einmal wöchentlich gemeinsam mit mir die Wohnung verließ, um einkaufen zu gehen. Versuchte er die Wohnung alleine zu verlassen, erstarrte er förmlich und konnte sich vor Angst nicht mehr bewegen.

Eine junge Frau hatte große Probleme mit dem Verlassen der Wohnung, da sie sich vor lauten Geräuschen fürchtete und diese sie triggerten. Erst seit ich mit ihr regelmäßig spazieren ging, entwickelte sich auch bei mir ein Bewusstsein für die vielen Geräusche in der Stadt, die wir ertragen müssen, wie Verkehr, Baustellen, Pausenhöfe, Bellen usw. Bei jedem plötzlichen Geräusch, und davon gab es viele, verzerrte sich ihr Gesicht und sie hielt sich die Ohren zu. In ihrem Fall wurde die Angst durch massive und unerwartete Klänge hervorgerufen. Dieses Phänomen ist nicht zu verwechseln mit der sogenannten Misophonie. Hier können auch ganz leise Geräusche (oft sind es die alltäglichen Kaugeräusche am Esstisch) extreme Emotionen wie z.B. Wut oder Ekel auslösen. Misophonie hat andere Ursachen und verschlimmert sich, anders als die Ängste, beim Versuch, sie auszuhalten.

Eine sehr nette alte Dame konnte es einfach nicht aushalten, in Wartezimmern zu verweilen, und benötigte hierfür meine Anwesenheit und meinen Zuspruch, waren doch Arztbesuche in ihrem Alter zu einer regelmäßigen Pflicht geworden.

Einem Mann mit einer leichten Minderbegabung riss es die Füße weg, wenn er ein Krankenhaus betreten musste, da er dort schlechte Erfahrungen in seiner Kindheit gemacht hatte. Der gestandene Mann in den 50ern sprach dann plötzlich mit der zitternden Stimme eines Jungen im Grundschulalter und bat mich, ihn nicht alleine zu lassen.

Viele Betroffene können nicht alleine einkaufen gehen, da das Schlangestehen an der Kasse eine nahezu unüberwindbare Aufgabe ist und Fluchtgedanken oder sogar Panikattacken auslöst. Es ist zwar lange her, aber auch ich hatte im Supermarkt Probleme, das „Schlange stehen" auszuhalten oder einen Friseurbesuch durchzustehen und litt in diesen und anderen Situationen unter Panikattacken, die völlig unberechenbar und unlogisch waren.

Eine Panikattacke ist eine schnelle Energiebereitstellung, um in Gefahr zu überleben - also eigentlich eine super Sache. Wir sind dann im Flucht-Kampf-Modus, um zu überleben. Leider wissen das die wenigsten, die eine Panikattacke erstmals bekommen. Sie kann sich derart furchtbar anfühlen, dass der Betroffene beginnt, eine weitere Angst zu entwickeln, nämlich die davor, eine Panikattacke zu bekommen. Ich spreche da auch aus eigener Erfahrung. Hilfreich ist es, sich darüber zu informieren. Es gibt viele Betroffene, die mir berichteten, einen großen Teil der Symptomatik direkt verloren zu haben, als ihnen erklärt wurde, dass es sich um eine Panikattacke handelte und tausende von Menschen mit ihnen darunter litten.

Eine Panikattacke dauert nicht länger als 20 Minuten, wenn man in der Situation bleibt. Dann ist sie vorbei und es ist nichts passiert. Sie ist für den Körper nicht gefährlich. So die Theorie. Als ich in jungen Jahren eine Panikattacke bekam, fühlte es sich so an, als würde ich einen Schlaganfall oder ähnliches bekommen. Jedenfalls dachte ich, so würde es sich anfühlen, wenn man einen Schlaganfall bekäme. Ich dachte, ich würde jeden Moment in Ohnmacht fallen und das Bewusstsein verlieren oder völlig verrückt werden. Wenn ich heute zurückblicke, ist es glasklar. Mein Partner neigte mehr und mehr dazu, seine eigene Unzufriedenheit durch Aggression und Gewalt an mir abzulassen und drohte mir mit Selbstmord, falls ich ihn verlassen würde. Einmal wurde ich sogar rückwärts durch eine Glastür gestoßen. Ich befand mich mehrmals in lebensbedrohlichen Situationen und hatte keinen Zufluchtsort oder eine Familie, die mir Rückhalt gab. Nun gut. So habe ich damals einige Monate in ständiger Gefahr ausgeharrt, mit viel bereitgestellter Energie für den Kampf-Flucht-Modus, bis ich eine eigene Wohnung gefunden hatte. Mir selbst war die Bedrohlichkeit der Lage gar nicht bewusst und ich bin davon ausgegangen, dieses locker unbeschadet durchstehen zu können. Weit gefehlt. Es hat mich Jahre gekostet, wieder zu einem psychischen Gleichgewicht zu kommen. Es ist im Rückblick nicht verwunderlich, dass sich die Panikattacken nach diesen bedrohlichen Situationen zeigten.

Als wichtige Generalregel im Kampf gegen Angst gilt es, diese nicht zu vermeiden und schon gar nicht die Situationen oder Dinge zu umgehen, die die Angst auslösen. Es ist von enormer Wichtigkeit, sie anzunehmen und ihr ins Auge zu sehen. Lässt man das Angsterleben regelmäßig zu und schenkt ihm nicht zu viel Energie, so nimmt das die Erwartungsangst. Yoga und Sport können helfen, ganz normale Körperreaktionen, wie z.B. einen erhöhten Puls, wieder richtig einzuschätzen und das Vertrauen in den eigenen Körper zurückzugewinnen.

Heute kenne ich weitere Techniken, die der Angst Einhalt gebieten können, und wünschte, ich hätte sie viel eher erlernt:

Atembeobachtung mit Soham - Fünf-Minuten-Atemmeditation

Angst bringt uns dazu, nur flach zu atmen. Es kann helfen, sich mit dem Atem zu verbinden.

- Setze dich in einer entspannten Position aufrecht hin, schließe die Augen oder senke den Blick.

- Richte deine Aufmerksamkeit nun ganz auf den Atem. Atme ein und atme aus und nimm diesen Vorgang des Atmens bewusst wahr. Spüre, wie die Luft durch die Nase ein- und wieder austritt, wie sich der Brustkorb beim Einatmen weitet und sich beim Ausatmen entspannt. Spüre, wie sich der Bauchraum beim Atmen hebt und senkt. Folge so dem Atemfluss und beobachte ihn. Versuche, wach und konzentriert beim Atem zu bleiben. Es ist normal, dass die Gedanken versuchen, sich immer wieder in den Vordergrund zu drängen. Kehre dann einfach wieder zum Atemfluss zurück.
- Erweitere nun die Übung durch das Mantra Soham, das dir hilft, achtsam beim Atmen zu bleiben. Ein Mantra ist eine heilige Silbe, ein heiliges Wort oder ein Vers, der wiederholt wird als spirituelle Praxis im Hinduismus und im Buddhismus. Beim nächsten Einatmen sage dir in Gedanken „So“, beim nächsten Ausatmen sage geistig „ham“. Nimm den Atemfluss weiter wahr, ohne ihn zu beeinflussen. So-ham.
- Versuche den Soham-Atem eine Weile beizubehalten. Solltest du abschweifen, nimm das unbeteiligt wahr und kehre zu deinem Atem und zu deinem Mantra „Soham“ zurück.

Um eine Panikattacke zu beenden, gibt es noch folgende Techniken aus dem Yoga:

Verlangsamung der Ausatmung

- Atme sanft in den Bauch ein und atme langsam aus. Zähle beim Ausatmen bis sieben.
- Wiederhole dieses 10 bis 20mal und die Panikattacke ist vorbei.

Agni Sara

Diese Übung beendet die Panikattacke schlagartig, sieht aber im Supermarkt etwas seltsam aus:

- Stehe ganz entspannt und gehe leicht in die Knie - die Hände sind auf den Oberschenkeln.
- Atme dann tief vollständig durch die Nase ein und durch die Nase wieder aus.
- Spitze dann die Lippen und atme den Rest der Luft, die sich noch in der Lunge befindet, durch den Mund vollständig aus und halte die Luft mit leeren Lungen an.
- Lasse anschließend mit leeren Lungen den Bauch vor- und zurückschnellen bis der nächste Einatemreflex kommt.
- Atme dann tief vollständig ein, durch die Nase aus und wieder ein.
- Dann wieder durch den Mund ausatmen und die Übung wiederholen (zwei bis fünfmal).

Frei nach Sukadev Bretz

Weitere Techniken

Angst ist eine Erkrankung des Herzzentrums. Menschen, die unter starken Ängsten leiden, schützen ihr Herzzentrum ganz unbewusst und wundern sich über die starken Verspannungen im oberen Rücken. Häufig schützen sie ihr Herz, indem sie eine leicht nach vorne gebeugte Haltung einnehmen, die zu weiteren Verspannungen und Verkürzungen führt. Hatha-Yoga-Übungen wie z.B. „die Kobra" oder „der Fisch" können hier Erleichterung verschaffen und das Herzzentrum stärken. Sie werden in jedem Hatha-Yoga-Kurs gelehrt.

Eine grundlegende Verbesserung des Lebens kann dann erfolgen, wenn wir von der Angst oder den Sorgen zu einer Dankbarkeit finden. „Sich Sorgen machen“ ist eine aktive Handlung. Wir können sie demnach auch aktiv unterbrechen und den rasenden negativen Gedanken Einhalt gebieten. Mit einer Haltung der Dankbarkeit können wir unsere Muster durchbrechen, unsere Schwingung erhöhen und mehr Positives in unser Leben ziehen. Das hört sich erst einmal befremdlich an, aber es funktioniert. Ich komme darauf später noch zurück - hier erstmal eine kleine wertvolle Dankbarkeitsübung für den Alltag:

- Gehe vorerst spielerisch an die Dankbarkeitspraxis heran, um dich daran zu gewöhnen. Nutze Wartezeiten.
- Vielleicht liest du irgendwo ein Schild und kannst versuchen, aus jedem Buchstaben ein Wort zu bilden für etwas, wofür du dankbar bist. Du liest z.B. das Wort „Ruhe“ - Vielleicht bist du dankbar für Radfahren, für Urlaube, für Heavy Metal und für Elektrizität.
- Nimm banale Dinge, die du bewusst nicht mehr zu schätzen weißt.

Es mag zuerst ein wenig naiv und kindlich anmuten, aber Dankbarkeit zu praktizieren ist eine sehr machtvolle Technik, um das Herz wieder mehr zu öffnen.

Technik gegen generalisierte Angst und ständige Sorge um die Zukunft:

- Lebe das Leben in Einheiten von Tagen, d.h.: Lebe nur vom Aufstehen bis zum Zubettgehen und mache das Beste aus diesem Tag.

Sorgst du dich weiterhin und ängstigst dich vor zukünftigen Szenarien, die vermutlich niemals so stattfinden werden, dann versuche folgendes:

- Male dir ein einziges Mal den Worst-Case aus. Was kann dir schlimmstenfalls passieren? Stelle dir diesen Fall in allen Einzelheiten vor.
- Dann finde dich damit ab und nimm das Szenario genauso an.
- Jetzt kannst du dir in Ruhe und mit Gelassenheit überlegen, wie du das Schlimmste abwenden kann.

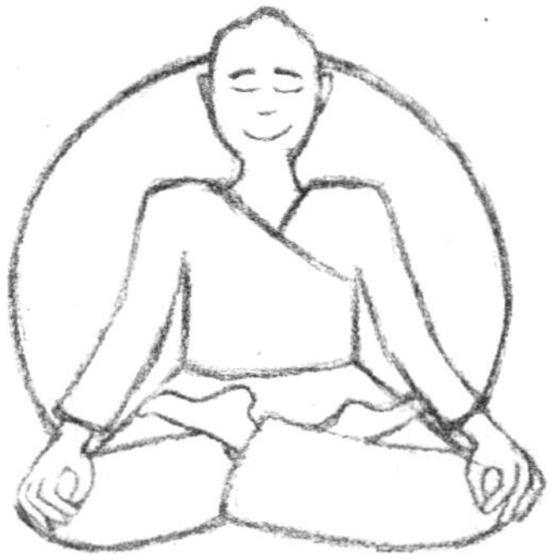

Ishti: Neben professioneller Hilfe beim Therapeuten kannst du dir Techniken aneignen, um dir bei Ängsten und akuten Panikattacken selbst zu helfen. Probiere sie aus.

Dissoziation

Eine weitere ungemütliche Symptomatik, die z.B. ein Trauma mit sich bringen kann, ist die Dissoziation.

Dissoziation bedeutet Auflösung oder Trennung. In der Psychologie ist die Dissoziation die Abspaltung der Wahrnehmungen. Zu Beginn meiner Tätigkeit habe ich mich sehr darüber gewundert, dass mir Klienten die furchtbarsten Erlebnisse nicht anders berichten, als wenn sie von einer Urlaubsreise erzählen würden. Fortbildungen zum Thema Trauma brachten mir dann die Erklärung. Man spricht von Dissoziation, wenn man zu dem Erlebten keine besondere Beziehung hat.

Viele Menschen mit Posttraumatischen Belastungsreaktionen kennen das Phänomen der Dissoziation. Wenn ein Mensch Opfer einer Misshandlung ist, kann es sein, dass er das Gefühl hat, aus dem Körper ausgetreten zu sein und alles von einer anderen Perspektive aus zu beobachten. Eigentlich ist es ein Selbstschutzmechanismus. Aus der Yogaperspektive könnte man sagen, dass der Astralkörper (in der Yogalehre haben wir zusätzlich einen Körper, der aus Energie besteht) aus dem physischen Körper ausgetreten ist. Leider beschränkt sich diese Erfahrung nicht auf den Zeitpunkt des direkten Traumas. Viele Betroffene werden immer wieder getriggert, also an das Trauma erinnert, und in dissoziative Zustände versetzt. In diesen Fällen ist es gut, über ein paar Hilfsmittel zu verfügen.

Techniken bei Dissoziation

Bemerkt der Betroffene, dass er in einen dissoziativen Zustand herübergleitet, kann er sich z.B. mit folgenden Techniken behelfen:

- Erdung: Fühle deine Füße, wie sie nebeneinander auf dem Boden stehen. Spüre, wie der Boden dich hält.
- Praktiziere bewusst Achtsamkeit: Konzentriere dich auf das Hier und Jetzt. Suche fünf rote Gegenstände in der Nähe, blaue, gelbe usw., z.B.: Welche fünf Dinge siehst du gerade? Welche fünf Dinge hörst du gerade? Welche fünf Dinge fühlst du gerade? Welche vier Dinge...usw. (bis eins).
- Du kannst auch Chilly essen oder dich einmal kneifen. Vieles, was plötzliche, körperliche Empfindungen auslöst, kann hier helfen.

Hilfstechniken für Zuhause:

- Erde dich im Stehen und stampfe oder hüpfe.
- Lasse kaltes Wasser über deine Hände laufen oder dusche.
- Klopfe deinen Körper ab.

Jeder Betroffene weiß irgendwann am besten, wie er aus dem Zustand wieder herauskommt, also sollte man hier genau reflektieren, was geholfen hat.

Im Zustand selbst ist es sinnvoll, sich bewusst zu machen, dass er ungefährlich ist und vorbeigeht. Man kann sich bedanken, dass man über diese Schutzfunktion verfügt und sich klarmachen, dass man jetzt in Sicherheit ist.

Notfallkit

Bei Panikattacken und dissoziativen Zuständen kann es manchmal helfen, sich zu „bewaffnen", da es immer wieder zu überfordernden Situationen kommen kann, in denen man von heftigen Gefühlen überflutet wird. Hier kann eine gute Vorbereitung Wunder wirken und Fluchtimpulsen und Panik entgegensteuern. Also packe dir ein Täschchen mit Dingen, die helfen, wie z.B. einen Igelball, den du drücken kannst, um dich zu spüren und im Hier und Jetzt zu bleiben. Genauso können sehr scharfe Bonbons, ein Gummiband am Handgelenk, das du zurückschnellen lassen kannst, oder ein Duftfläschchen helfen oder auch die Telefonnummer einer Person oder eines Krisendienstes. Der Phantasie sind hier keine Grenzen gesetzt. Während der eine durch eine gut duftende Handcreme wieder ins Hier und Jetzt zurückkommt, benötigt der andere vielleicht ein Bild von einer geliebten Person oder ein Buch, das positive und beruhigende Gefühle hervorbringt. Hier ist Erfindungsreichtum und Kreativität gefragt, um ein individuelles Notfallkit zu packen.

Eine Klientin mit einer posttraumatischen Belastungssituation steckte sich immer extra scharfe Weingummis in die Tasche, wenn wir uns aufmachten, um z.B. Bus fahren zu üben. Bemerkte sie, dass sie in die Dissoziation abglitt, steckte sie sich schnell ein Weingummi in den Mund. Ich habe übrigens auch mal eins probiert - das holt jeden in seinen Körper zurück. Extra scharfe Bonbons sind in Spezialgeschäften erhältlich.

Eine andere Klientin bewaffnete sich vor jedem „Nach-draußen-Gehen" mit Schmuck. Vor der Ausgangstür stand ein Schränkchen mit einer riesigen Auswahl an verschiedenen Schmuckstücken, durch die sie sich sicherer fühlte. Das ritualisierte Auswählen von Schmuckstücken, das viel Zeit in Anspruch nahm, schien zu helfen. Es ist bekannt, dass Talismane, wie sie in allen Religionen verwendet werden, Energiespender sein können und entsprechende Effekte haben, wenn man sie durch die Gedanken positiv auflädt. Derselbe Effekt soll ja auch das Segnen haben. Diese Frau hat sich das ganz unbewusst zunutze gemacht.

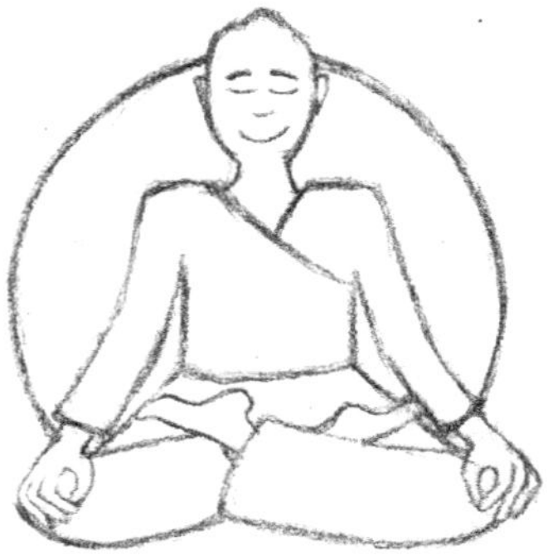

Ishti: Werde dein eigener Meister, um nicht in Dissoziationen abzugleiten. Erlerne auch hier Techniken, die dir helfen. Dann bist du für den Notfall gewappnet.

Erschöpfung

Je länger unser Kampf-Flucht-Mechanismus aktiviert ist, desto länger werden unserem Immunsystem Ressourcen abgezapft. Menschen, die unter dauerhaftem Stress leiden, werden vermutlich irgendwann einmal auf einen Erschöpfungszustand hinzusteuern. Leider ist es so, dass gerade Menschen, die unter Angststörungen, Panikattacken, agitierten Depressionen, bipolaren Störungen usw. leiden, auch unter enormem Stress stehen. Das bringt weitere Symptome und Folgeerkrankungen mit sich. Manche Wissenschaftler behaupten, dass über 95 Prozent aller Krankheiten mit Stress in Zusammenhang stehen. Eines weiß ich genau: Menschen mit psychischen Beschwerden stehen häufig unter enormem Stress, und das über einen sehr langen Zeitraum. Es ist wirklich ungerecht.

Eine meiner Klientinnen, die ich schon seit vielen Jahren begleite, kenne ich inzwischen so gut, dass ich ihre Reaktionen auf bestimmte Dinge besser als sie selbst voraussagen kann. Sie leidet unter einer generalisierten Angststörung. Immer, wenn sie sich beispielsweise mit Verwandten trifft oder eine Familienfeier besucht und sich somit angstbesetzten Situationen stellt, folgt eine längere Phase vollkommener Erschöpfung, in der sie kaum das Bett verlassen kann.

Eine andere junge Frau leidet schon seit Jahren unter einer unglaublich starken Erschöpfung, so dass man sie nahezu als bettlägerig bezeichnen kann. Duschen oder Essen zubereiten sind große Herausforderungen für sie. Sie muss einen Pflegedienst in Anspruch nehmen.

Bei solch schweren Fällen des „Adrenal Fatigue"-Phänomens wird als Ursache auch das Eppstein-Barr-Virus oder eine Schimmelallergie diskutiert, aber in den meisten Fällen ist der starken Erschöpfung eine lange Stressphase vorausgegangen. Die Nebennierenrinde, die für die

Ausschüttung von über 40 verschiedenen Hormonen zuständig ist, ist in diesen Fällen überarbeitet. Die chronische Stressbelastung veranlasst die Nebennierenrinde, ständig Cortisol auszuschütten, welches auch als Stresshormon bezeichnet wird. Das löst im Körper eine Kettenreaktion aus. Das Immunsystem wird gedämpft, andere Stresshormone werden verstärkt, der Blutdruck steigt usw. Diese Reaktion des Körpers ist eine intelligente Lösung für kurzzeitige Stresssituationen unserer Vorfahren, wie den Angriff eines wilden Tieres, aber leider ungeeignet für den Stadtmenschen, der durch viele kleine Stressoren den ganzen Tag im Flucht- oder-Kampf-Modus verbringen kann. Stellen wir uns nun einen Menschen vor, dessen Nervensystem durch ein Trauma stark in Mitleidenschaft gezogen wurde und dessen Alltag voller angstbesetzter Situationen ist, so wird schnell deutlich, dass gerade psychisch belastete Menschen gefährdet sind, auch irgendwann einen Erschöpfungszustand zu erleiden.

Inzwischen gibt es einige fortschrittlichere Ärzte, die die Nebennierenunterfunktion testen (z.B. durch einen Speicheltest oder einen Bluttest). Es gibt aber auch einen Test, den man ganz einfach zu Hause durchführen kann.

Ragland Test

- Lege dich drei bis fünf Minuten lang hin.
- Miss danach im Liegen deinen Blutdruck.
- Setze dich dann auf und miss ihn erneut.

Falls er sinkt, ist das ein klassisches Zeichen für Adrenal Fatigue. Normalerweise müsste er steigen oder zumindest gleichbleiben.

Eine chronische Erschöpfung lässt sich in vielen Fällen durch viel Ruhe und Schlaf, eine Ernährungsumstellung und das Erlernen von Entspannungsverfahren beheben. Es ist wichtig, regelmäßig zu essen, da nicht mehr genug Cortisol produziert wird, um die Blutzuckerwerte auf einem guten Level zu halten. Auf keinen Fall sollten Betroffene das Frühstück auslassen, da morgens der Cortisolspiegel am höchsten ist und deshalb oft kein Hunger empfunden wird. Salzig zu essen ist erlaubt, da bei überarbeiteten Nebennieren oft nicht genug Salz im Blut ist. Es versteht sich, dass der Verzicht auf Alkohol, Kaffee und Zucker den Genesungsprozess beschleunigt.

Ansonsten sollten wir darauf achten, uns mit positiven Menschen zu umgeben und mal eine Weile auf den Umgang mit Energievampiren zu verzichten. Ob uns jemand Energie entzieht, bemerken wir schnell - wir bekommen das Gefühl, klein und unwichtig zu sein, da Energiesauger häufig ihren Weg als den einzig richtigen darstellen. Oft ist es auch so, dass sie schnell und viel sprechen und uns nicht zu Wort kommen lassen und wir uns nach dem Gespräch gereizt oder bedrückt fühlen. Manche raten dazu, keine Minute mit Menschen zu verschwenden, die man nicht mag und die einem nicht guttun. Ich halte das für unrealistisch und unfair. Es hilft, diesen Menschen mit einer gewissen Distanz zu begegnen, um sich zu schützen. Dabei kann man sich am Beispiel einer Krankenschwester orientieren, die ihren Patienten auch mit einer gewissen Distanz entgegentritt.

Bei meiner Arbeit begegne ich häufig Energiesaugern und es ist nicht immer leicht, sich professionell zu verhalten und sich zu schützen. Diese Menschen haben es sich aber nicht ausgesucht, so zu sein. Sie befinden sich in einer Opferrolle und möchten dringend verstanden werden. Die unbewussten Prozesse, die zu der Art, wie sie in sozialen Situation agieren, führten, müssen aufgespürt und gespiegelt werden. Bei Menschen, die uns keine Energie rauben oder uns sogar Energie spenden, fühlen wir uns leicht und weit. Wenn wir bemerken, energetisch an unsere Grenzen gekommen zu sein, sollten wir uns eine Weile schützen und uns eher mit Energiespendern treffen oder uns kurzfristig ganz zurückziehen. Um wieder zu Kräften zu kommen, kann es auch helfen zu schweigen, da man beim Reden eine nicht zu unterschätzende Menge Energie verbraucht.

Menschen, die während ihrer Arbeit häufig auf andere Menschen treffen, also vielleicht in helfenden Berufen tätig sind, sind besonders häufig von diesem Ausgebrannt-Sein, dem Burnout betroffen. Einem hohen Engagement folgt dann ein Abbau im eigenen System und Verzweiflung. Menschen in helfenden Berufen sollten sich häufig reflektieren. Jesus sagte: „Liebe deinen Nächsten wie dich selbst“ und nicht „Liebe erstmal aufopferungsvoll deinen Nächsten, bis auch du Hilfe brauchst“. Hier ist es wichtig, Überlegungen darüber anzustellen, wie sehr die Lebensbatterie im derzeitigen Moment aufgeladen ist und ob der Energiebedarf über oder unter der gespeicherten Ladung ist. Können noch Reserven aufgebraucht werden oder führt die tägliche Belastung dauerhaft zu einer vollständigen Leerung der gespeicherten Ladung? Um dem Burnout in der Arbeit mit Menschen vorzubeugen, gibt es einige präventive Verhaltensregeln. Sie gelten natürlich auch für arbeitsintensive Jobs, in denen man nicht mit Menschen arbeitet.

Burnout-Prävention

- Stärke dein Wohlbefinden. Gesunde Ernährung, Atemübungen, Bewegung, guter Schlaf und Körperpflege sollten großgeschrieben werden.
- Schreibe eine Hedonieliste (eine Liste mit Dingen, die du gerne tust, wofür du aber keine Zeit hast).
- Überprüfe deine Work-Life-Balance und optimiere sie bei Bedarf durch Stundenreduzierung o.ä.
- Überprüfe deine eigenen Ansprüche und passe sie an.
- Erlerne Stressbewältigungsstrategien und Entspannungstechniken sowie Achtsamkeitsübungen.
- Besinne dich zurück auf erfüllende Bedürfnisse und Werte.

Bei der Arbeit:

- Ruhe dich aus, bevor du müde wirst.
- Entspanne dich - zuhause und bei der Arbeit.
- Mache deine Arbeit mit Begeisterung. Arbeite gerne.

Pausen während der Arbeit haben eine große Bedeutung für das Energieniveau des Menschen. Besonders eine kurze Mittagspause kann die Energiekurve wie am Morgen auch am Nachmittag nochmals ansteigen lassen. Dafür eignet sich nicht nur ein kurzer Schlaf, sondern auch eine Tiefenentspannung oder eine Atemübung. Schlafen wir während einer Tiefenentspannung ein, holt sich der Körper, was er braucht und nutzt diesen besonderen Schlaf zur Regeneration. Wir sollten dies zulassen, bis es besser wird und der Körper sich wieder soweit erholt hat, dass er die Tiefenentspannung im Wachzustand genießen kann. Auf die verschiedenen Techniken der Tiefenentspannung gehe ich später noch genauer ein.

Es ist zudem wichtig, sich darüber bewusst zu sein, dass es in einem erfüllten Leben nicht darum geht, zu arbeiten und zu arbeiten, bis man endlich im Ruhestand das tun kann, was man eigentlich will. Es sollte einfach darum gehen, ein Leben zu führen, das sich gut anfühlt. Das Gute sollte nicht bis zum Schluss warten.

Manchmal hilft eine Übung zur Reflektion der eigenen Energieverteilung, um sich selbst und sein Leben besser einzuschätzen:

- Beruf: ...%
- Weiterbildung: ...%
- Beziehung: ...%
- Familie: ...%
- Freunde: ...%
- Freizeit und Urlaub: ...%
- Hobby: ...%

Wie sieht deine Energieverteilung aus - ausgehend von 100 Prozent? Du kannst auch einen Kreis malen und entsprechend große Kuchenstücke einzeichnen.

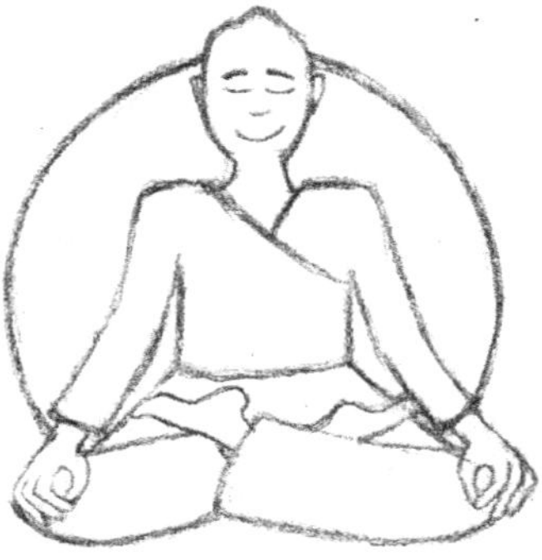

Ishti: Werde zum Fachmann deiner selbst, was Überforderung angeht und entwickle Maßnahmen dagegen. Erkenne deine Grenzen und überdenke dein Leben, falls es so ist, dass du alles Schöne auf die ferne Zukunft verschiebst.

Depression

Depressionen sind weit verbreitet - sie sind die weltweit häufigste psychische Erkrankung. In Deutschland leiden etwa vier Millionen Menschen darunter - das sind etwa fünf Prozent der Bevölkerung. Nimmt man leichtere und nicht diagnostizierte Depressionen hinzu, steigt die Zahl Experten zufolge auf acht Millionen Menschen in Deutschland und ca. 121 Millionen Menschen weltweit.

Die Forscher diskutieren bei der Entstehung von Depressionen eine genetische Veranlagung, Stoffwechselstörungen im Gehirn sowie eine erhöhte Sensibilität und Verletzlichkeit. Unklar ist, warum Frauen etwa dreimal häufiger erkranken. Derzeit wird dies hormonellen Umständen zugeschrieben. Depressionen können aber auch Folge körperlicher Krankheiten sein, wie z.B. Krebs, Schlaganfälle, Parkinson und Demenz, oder als Nebenwirkung bestimmter Medikamente auftreten.

Eine Depression im medizinischen Sinne ist nicht vergleichbar mit kurzfristiger Niedergeschlagenheit, einer Trauerreaktion oder einem Stimmungstief, das jeder hin und wieder hat. Ein schwerwiegendes Lebensereignis kann aber zum Ausbruch einer Depression führen. Aus medizinisch-therapeutischer Sicht ist die Depression eine ernsthafte Erkrankung, die das Denken, Fühlen und Handeln der Betroffenen beeinflusst, zu Störungen von Körperfunktionen führt und einen hohen Leidensdruck verursacht. Es ist sehr schwierig, sich allein von der gedrückten Stimmung, der Antriebslosigkeit, der hohen Ermüdbarkeit und den negativen Gedanken zu befreien. Hinzu kommen meist noch ein ständiges Grübeln, ein Gefühl von Hoffnungslosigkeit und Verzweiflung, Interessenlosigkeit und ein Verlust von Freude, Antrieb, Selbstwertgefühl und Einfühlungsvermögen. Das war leider noch nicht alles - Appetitlosigkeit, Schlaflosigkeit und der Verlust der Libido können sich noch anschließen, außerdem auch Schuldgefühle und Schlaf- und Konzentrationsstörungen. Im schlimmsten Fall folgen Selbstmordgedanken, die übrigens immer ernst genommen werden sollten.

Aber es gibt gute und effektive Möglichkeiten der medikamentösen und psychotherapeutischen Behandlung. Da bei einer Depression nachweislich bestimmte Prozesse im Gehirn ablaufen, kann bei schweren Fällen tatsächlich ein Antidepressivum gut helfen. Jedoch sollte hier jeder Betroffene ein guter Beobachter sein, denn viele Depressive, die ich kennengelernt habe, nahmen sehr viele Medikamente ein, ohne dass eine merkliche Besserung eintrat. Ich habe viele schwer depressive Menschen über viele Jahre begleitet und weiß, dass Menschen mit einem stark vermindertem Antrieb nicht dazu in der Lage sind, eigenständig außerhalb der schulmedizinischen Möglichkeiten gegen ihre Krankheit anzukämpfen. Dazu fehlt die Kraft und bei schweren Depressionen geht es um Leben und Tod, so dass hier eine engmaschige Zusammenarbeit mit Ärzten, Therapeuten und Angehörigen von Nöten ist. Eine schwere Depression hat nichts mehr mit einer Trauerreaktion oder ähnlichem zu tun. Der Stoffwechsel des Gehirns ist gestört, warum auch immer - da ist sich die Wissenschaft nicht einig. Heute ist die Depression aber ganz gut behandelbar und depressive Phasen sind zumeist zeitlich befristet.

Ein gutes und passendes Antidepressivum kann bei schweren Depressionen eine gute Möglichkeit sein, um wieder ins Leben zu finden und aus der Abwärtsspirale auszubrechen - das räume ich gerne ein, trotz meiner oben erwähnten kritischen Haltung gegenüber der Pharmaindustrie. Einer engen Freundin von mir wurde damit ganz gut geholfen. In ihrem Fall gab es einen Auslöser. Sie hatte immer eine recht hohe Anfälligkeit für depressive Verstimmungen und konnte dieses über Jahrzehnte mit pflanzlichen Mitteln und Gesprächen mit guten Freunden kompensieren. Dann aber veränderten sich viele Lebensumstände. Ihre Tochter zog aus, sie wechselte ihren Wohnort und ihren Job. Bei ihrer neuen Arbeit fühlte sie sich von den Kollegen nicht verstanden und in ihrer Persönlichkeit nicht akzeptiert. Hinzu kamen ein hoher Druck, viele Überstunden und kleine aber schmerzende Mobbingattacken von Kolleginnen. Darauf folgte eine lange Krankheitsphase mit stark vermindertem Antrieb, Selbstwertproblemen und sehr gedrückter Stimmung. Es dauerte eine Weile, bis das richtige Antidepressivum gefunden war und auch anschlug. Sie musste sich hier in Geduld üben und Rückmeldungen beim Psychiater geben, damit dieser die Medikation entsprechend ihrer Berichterstattung über das Wirken oder Nicht-Wirken anpassen konnte. Zeitgleich begann sie eine Psychotherapie, um an sich zu arbeiten und entschied sich, zu kündigen und einen neuen Job zu suchen. Dieser ganze Prozess hat über ein Jahr gedauert und dann zu einer Verbesserung ihres Befindens geführt.

Manchmal hilft es halt, die Gehirnchemie künstlich zu verändern, um der Depression zu entkommen und wieder mehr Lebensqualität zu erlangen. Menschen mit einer leichten bis mittelgradigen depressiven Störung können aber auch sehr gute Ergebnisse mit Yoga und pflanzlichen Mitteln erzielen. Es gibt aktivierende und ausgleichende Atemübungen und viele Körperhaltungen, die aktivierend, stimmungssteigernd und auch entspannend wirken.

Hier zwei Atemübungen (Pranayama), die schnell viel Energie bereitstellen. Im Notfall kann man sie sogar im Liegen ausführen, z.B., wenn man einfach nicht hochkommt.

Kapalabhati

- Nimm eine aufrechte Sitzhaltung ein und atme ein paar Mal tief und vollständig ein und aus. Atme bequem ein - fülle die Lunge zu etwa dreiviertel.
- Stoße die Luft dann durch die Nase kraftvoll aus und ziehe dabei das Zwerchfell nach oben und innen. Der Bauch geht dabei nach innen und unten.
- Atme kurz und passiv ein. Nur die Ausatmung ist aktiv. Der Bauch geht zurück in seine Ausgangsposition.
- Stoße so den Atem 20 bis 50mal kraftvoll aus. Das ist eine Runde. Nur deine Bauchmuskeln arbeiten.
- Nach jeder Runde atmest du die Luft vollständig aus, atmest wieder ein und hältst den Atem dann für einen kurzen Moment an (Antar Kumbhaka). Du kannst mehrere Runden Kapalabhati üben, mache zwischendurch aber kleine Pausen.

Feueratem im Liegen

- Nabelposition: Lege dich auf den Rücken und hebe dein Herz vom Boden ab - Kopf, Arme und Beine sind etwa 15 cm vom Boden angehoben. Die Füße sind geschlossen.
- Beginne mit dem Feueratem: Atme schnell, kräftig und rhythmisch, wobei die Ausatmung betont wird. Der Nabel wird kräftig beim Ausatmen eingezogen, die Einatmung erfolgt automatisch.
- Entspanne und spüre nach. Energie wird im Nabelzentrum freigesetzt, wo der Ausgangspunkt für viele Energieleitbahnen ist.

Yogische Technik, um Serotonin herzustellen

- Nimm eine entspannte Haltung ein.
- Schließe die Augen und richte die Augen hinter den geschlossenen Lidern nach oben zum sogenannten dritten Auge (ca. in der Mitte zwischen dem Punkt zwischen den Augenbrauen und der Mitte der Stirn)

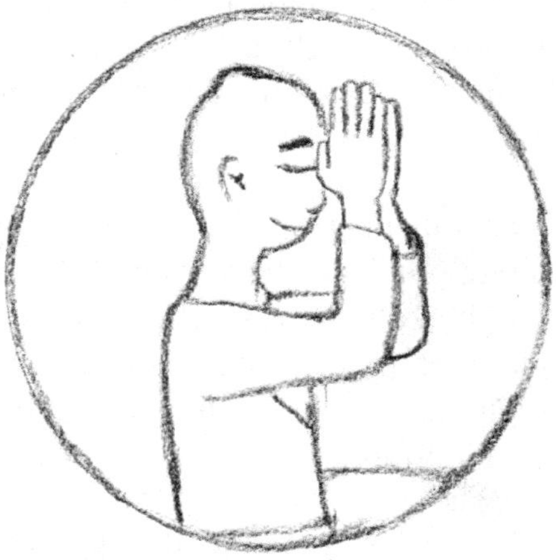

- Lege die Hände aufeinander und presse die Daumen an diesen Punkt.
- Nun stell dir vor, du schaust zu diesem Punkt hinauf (bei geschlossenen Augen). Bleibe einige ruhige Atemzüge oder auch länger in dieser Haltung.
- Atme ruhig durch die Nase ein und aus und denke an etwas Großes oder Kleines wofür du dankbar bist. Halte dann die Luft an.
- Beim nächsten Ausatmen denke an etwas, das dir Angst macht, und schicke diese Sache mit Atem hinaus und lasse sie los. Wenn du magst, stell dir vor, du überlässt sie Gott.

Die Wirkung beruht nicht nur auf die Entspannung durch das Einnehmen einer ruhigen Haltung oder die Visualisierung oder den Gedanken an Gott, sondern auf verschiedenen Yogalehren: Hinter dem Punkt zwischen den Augenbrauen sitzt die Hirnanhangdrüse, die u.a. im Körper für die Serotoninproduktion zuständig ist. Stimuliert man diesen Punkt dann durch die Konzentration darauf oder durch die Druckpunkte, die hinter den Augen durch das Hochschauen aktiviert werden, wird mehr von dem „Wohlfühlhormon" ausgeschüttet. In einigen Yogalehren wird der Effekt auch durch das konzentrierte „Auf-die-Nasenspitze-Schielen" beschrieben. Man kann es ganz einfach ausprobieren.

Bei einer Sonderform der Depression, der sogenannten Winterdepression, wird Lichtmangel als Ursache vermutet. Hier treten die Symptome verstärkt in der dunkeln Jahreszeit auf und klingen im Frühling wieder ab. Helfen können regelmäßige Spaziergänge im Freien um die Mittagszeit oder auch die Anschaffung einer hochwertigen Tageslichtlampe, die man ca. eine Stunde am Tag nutzen sollte.

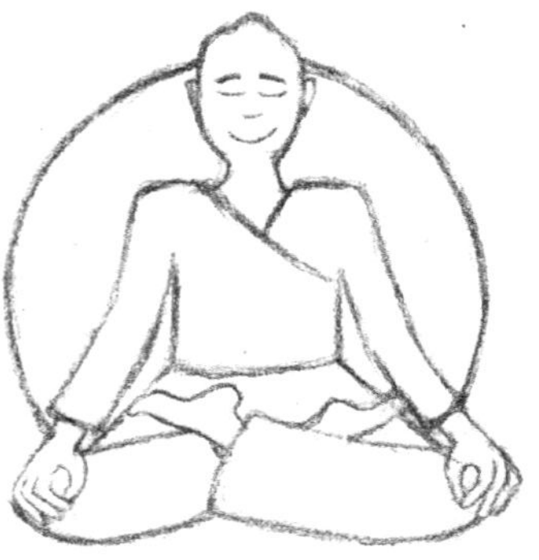

Ishti: Bei leichten bis mittelschweren Depressionen ist es möglich, pflanzliche Mittel auszuprobieren und Antriebsstörungen und Niedergeschlagenheit mit bestimmten Yogaübungen zu begegnen. Eine schwerere Depression kann eine tödliche Erkrankung sein. Deshalb sollte sie sehr ernst genommen werden und unbedingt ärztlich begleitet werden. Hier können Sport oder Yoga begleitend nützlich sein.

Stress

Stress scheint heutzutage in Mode zu sein und hat etwas von einem Statussymbol. Jedenfalls hört es sich weniger wichtig und kompetent an, von Muße, Ruhe und Entspannung zu sprechen als davon, wie gestresst wir sind. Es geht in unserer Gesellschaft um einen ständigen Anstieg der Produktivität, neue Arbeitsformen und Technologien. Das Leben ist von einer hohen Geschwindigkeit geprägt. Das stresst uns im negativen Sinne, d.h. unser Maß an Stress, den der Organismus braucht, ist weit überschritten. Gemeint ist hier nicht der positive Stress, der Eustress, der uns fordert und guttut, sondern der uns krankmachende Daueranspannungsmodus, in dem sich viele den ganzen Tag über befinden.

Vor Kurzem habe ich ganz bewusst beobachtet, wie nach und nach mein Stresslevel durch völlig alltägliche Situationen immer mehr anstieg. Zuerst ist mir jemand fast in mein Auto gefahren, danach stand ich im Stau, weshalb ich bei meinem ersten Termin erst verspätet eintraf und mich dadurch den ganzen Tag beeilen musste. Manchmal zucke ich schon bei lautem Hupen und Sirenen zusammen. An diesem Tag schlug mir zudem noch ein Fahrradfahrer auf mein Auto, weil er sich darüber ärgerte, dass ich beim (übrigens erlaubten) Herantasten an die Straße zum Einsehen einen Radweg blockierte. Hierbei ist noch nicht erwähnt, wie der ständige Wechsel von verschiedenen Schwingungen im Kontakt mit unterschiedlichen Menschen, die alle auf Unterstützung angewiesen sind, sich auf das Stresslevel auswirkt.

In unserem Gehirn gibt es Anteile, die aus der Urzeit stammen und in dieser Zeit von großen Nutzen waren. Jedoch war damals eine Gefahr schnell vorüber und der Zustand vorbei. Nach einem kurzzeitigen Anstieg des Herzschlags, des Blutdrucks, einer Hormonausschüttung, einer flacheren, schnelleren Atmung und einer starken Muskelanspannung stellt sich die Homöostase wieder ein. Was aber passiert, wenn ein Tag aus unzähligen stressigen Situationen besteht - und das über Wochen, Monaten und Jahre? Der Sympathikus ist der Teil des vegetativen Nervensystems, der uns in den Überlebensmodus bringt. Dieser ist dann ständig aktiv. Wir werden krank. Ein Stress-Syndrom läuft so ab: Zuerst wird der Flucht-Kampf-Mechanismus aktiviert. Daraufhin entwickeln sich chronische Muskelverspannungen und falsche Atemgewohnheiten. Der Mensch fühlt sich müde, angespannt und auch reizbar. Alles erscheint ihm zu viel. Es häufen sich somatische Symptome, wie z.B. Verstopfung, Bluthochdruck und Kopfweh. Der Stress begünstigt zudem fast alle Krankheiten, auch Autoimmunerkrankungen oder Krebs. Es folgt später ein Nervenzusammenbruch, ein Burnout-Syndrom oder auch ein körperlicher Zusammenbruch.

Häufig ist Stress auch eine Ursache von genetischen Veränderungen. Frühkindlicher Stress hinterlässt tiefe Spuren auf unseren Genen und erhöht z.B. zeitlebens das Risiko für Depressionen. Neben physischem Stress und Traumata gibt es auch chemischen Stress durch Giftstoffe und emotionalen Stress, z.B. durch Angst und Sorge. Lange Rede, kurzer Sinn: Es ist wichtig, Stress zu verhindern oder ihm entgegenzuwirken. Stress ist die Hauptursache von Krankheit. Gerade Menschen mit psychischen Beschwerden sind ihm oft viel mehr als andere ausgesetzt und sollten ihm unbedingt aus dem Weg gehen. Da das oft nicht möglich ist, sollte unbedingt ein Ausgleich geschaffen werden. Richte dir z.B. einen Ort der Entspannung ein, eine Ecke, dein Bett oder die Couch, wo du dich sicher fühlst und entspannen kannst. Nimm dir hier nach Stressphasen viel Zeit und entspanne. Viele der Übungen in diesem Buch helfen gegen Stress, nicht nur die in diesem Kapitel.

Yoga-Atemübung gegen Stress

- Konzentriere dich auf deinen Atem, egal ob du stehst, sitzt oder liegst.
- Atme vier Sekunden lang ein.
- Halte vier Sekunden lang die Luft an.
- Atme acht Sekunden lang aus.
- Halte die Luft mit leeren Lungen für vier Sekunden an.
- Beginne von vorne.
- Mache diese Übung ruhig ein paar Minuten, bis du dich entspannter fühlst.

Akupressurübung gegen Stress: Die „Talsenke" drücken

Die „Talsenke" liegt auf dem Handrücken, an der weichen Stelle zwischen Daumen und Zeigefinger - kurz bevor sich die Fingerknochen an der Handwurzel treffen.

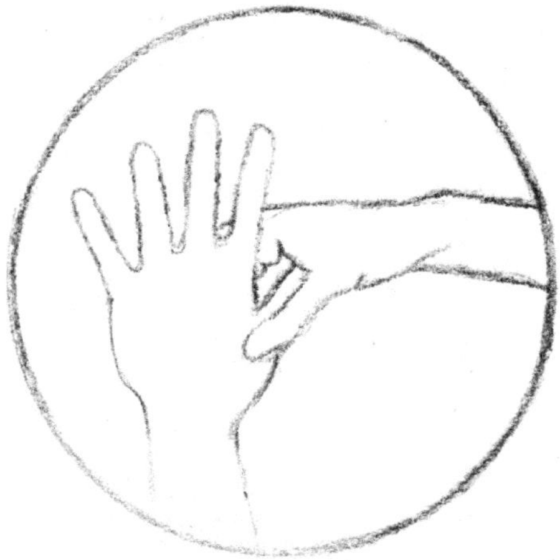

- Öffne deine Hand und drücke den Punkt mit Daumen und Zeigefinger der anderen Hand rund zehn Sekunden lang fest zusammen.
- Lasse nun einige Sekunden locker und wiederhole das Ganze drei- bis fünfmal.
- Dann wiederhole die Übung auf der anderen Seite.

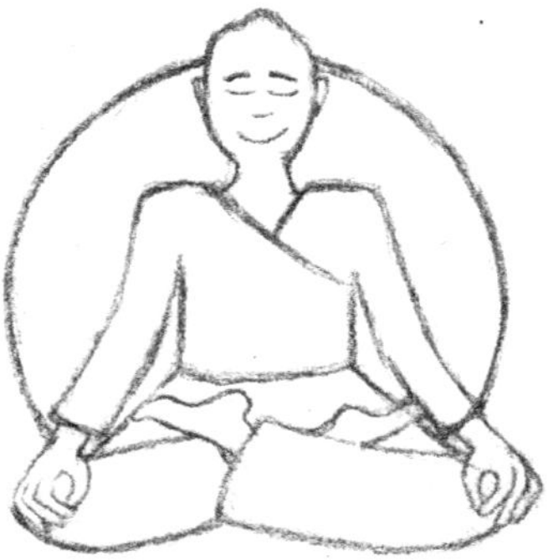

Ishti: Vermeide unbedingt Stress. Überdenke dein Leben, falls du häufig über einen längeren Zeitraum Stress empfindest. Erlerne Übungen gegen Stress.

Schlafprobleme

Eine häufige Begleiterscheinung bei psychischen Problemen stellen Ein- und Durchschlafprobleme dar. Viele meiner Klienten nehmen Medikamente, um schlafen zu können. Inzwischen halte ich das sogar für legitim, wenn über Jahre alle anderen Versuche, das Schlafen zu verbessern, gescheitert sind, denn ein guter Schlaf ist von großer Bedeutung für das Wohlbefinden und die Gesundheit. Früher ging man davon aus, dass psychische Probleme ursächlich für Schlafstörungen sind, aber heute zeigen Studien, dass auch umgekehrt ein schlechter Schlaf zu psychischen Problemen und deren Verstärkung führen kann. Eine chronische Schlafstörung (länger als sechs Monate) erhöht das Risiko für Herzinfarkt und Schlaganfall und kann zu Übergewicht und Diabetes führen. Daneben gibt es negative Auswirkungen auf die seelische Gesundheit, wie z.B. ein erhöhtes Risiko, an einer Depression zu erkranken. Der Schlafmangel führt zu einem Zustand von Dauerstress für den Körper und die ständige Ausschüttung des Stresshormons Cortisol, wodurch sich bei dazu veranlagten Menschen Depressionen und Angststörungen bilden können. Bevor man zu Baldrian, Melissenprodukten oder gar Schlafmitteln, die meist abhängig machen, greift, sollte man alles andere abgeklopft haben.

- Ist das Schlafzimmer gut gelüftet und hat 16 bis 18 Grad?
- Sind eine gute Matratze und ein gutes Kopfkissen vorhanden?
- Wurde das Bett schon mal umgestellt? Der Wechsel der Himmelsrichtung, in der man schläft, kann wahre Wunder in der Schlafqualität bewirken.
- Wie sieht es aus mit Kaffeekonsum am Nachmittag und schwerem Essen am Abend? Ein Verzicht ist deutlich besser.

- Wurden Entspannungsübungen und ein Abendspaziergang ausprobiert? Intensiver Sport und spannende Filme vorm schlafen gehen sind eher kontraproduktiv.
- Wurde eine Schlafapnoe im Schlaflabor ausgeschlossen?
- Ist der Verzicht auf Medien bereits ausprobiert worden? Die hellen Bildschirme stören die Ausschüttung des Schlafhormons Melatonin. Im Schlafzimmer sollten keine elektrischen Geräte stehen. Der Raum sollte vollständig abgedunkelt sein.
- Wird ein Grundzyklus ohne Wechsel von Wach- und Schlafzeiten eingehalten? Beträgt der Schlaf sechs bis acht Stunden und beginnt ab ca. 22.00 Uhr? Die Zeit von 22.00 Uhr bis 2.00 Uhr ist entscheidend für den Tiefschlaf und die Regeneration.
- Wie sieht es mit Alkoholkonsum am Abend aus? Auch wenn ein Glas Rotwein beim Einschlafen hilft, stört es doch das Durchschlafen.

Die einzelnen Punkte sollten nach und nach bearbeitet bzw. ausprobiert werden. Erst dann sollte man zu Tees oder Supplementen wie Hopfen, Baldrian, Melisse, Lavendel oder Passionsblume greifen. Helfen können auch die bereits erwähnten Mittel wie z.B. Ashwagandha oder Aminosäuren (z.B. GABA oder 5HTP).

Sind alle Methoden und eigenen Strategien gegen die Schlafprobleme gescheitert, ist es sinnvoll sich beim Arzt oder Heilpraktiker beraten lassen. Heute geht man davon aus, dass viele Menschen mit Psychopharmaka behandelt werden, obwohl eigentlich die Schlafstörung zu den psychischen Problemen geführt hat und diese als auslösender Faktor hätte behandelt werden müssen.

Yogaübungen bei Schlafstörungen

- Verlängerung der Ausatmung: Verdopple die Ausatmungszeit. Atmest du vier Sekunden ein, dann atme acht Sekunden aus.
- Zähle keine Schäfchen, sondern deine Atemzüge.
- Praktiziere Anuloma Viloma - die Wechselatmung:
  - Setze dich mit aufrechter Wirbelsäule in eine kreuzbeinige Sitzhaltung oder in den Fersensitz.
  - Winkele Zeige- und Mittelfinger ab und führe die Hand zur Nase. Der rechte Daumen schließt das rechte Nasenloch, Ringfinger und kleiner Finger schließen das linke.

    1. Schließe dann das rechte Nasenloch mit dem Daumen und atme durch das linke Nasenloch ein. Zähle bis vier.
    2. Halte den Atem an und schließe beide Nasenlöcher. Zähle bis zwölf.
    3. Schließe das linke Nasenloch mit dem Ringfinger und atme rechts aus. Zähle bis acht.
    4. Halte das linke Nasenloch geschlossen und atme rechts ein. Zähle bis vier.
    5. Schließe beide Nasenlöcher und halte den Atem an. Zähle bis zwölf.
    6. Schließe das rechte Nasenloch mit dem Daumen und atme links aus. Zähle bis acht. Beginne dann von vorne und übe mindestens drei Runden.

- Viele weitere Yogaübungen wirken beruhigend und schlaffördernd, so auch z.B. die Mondgruß-Reihe oder Yoga Nidra. Yoga zu erlernen und regelmäßig zu praktizieren ist für einen guten Schlaf sehr förderlich.
- Des Weiteren gibt es noch einen Trick, den ich erwähnen möchte, da er einem Familienmitglied von mir gut hilft. Da es eher schlecht ist, unbedingt einschlafen zu wollen, kann man

folgendes tun: Heb dir eine kleine Besorgung für die Abendstunden auf (Spülen, Kleidung für morgen bügeln o.ä.). Es sollte etwas sein, dass du gern erledigt hättest. Lege dich dann schlafen und nimm dir vor, die Erledigung nach einem kurzen Zehn-Minuten-Nickerchen nachzuholen. In vielen Fällen hilft das kleine, erlaubte Nickerchen, in einen tiefen Schlaf bis zum Morgen zu fallen.

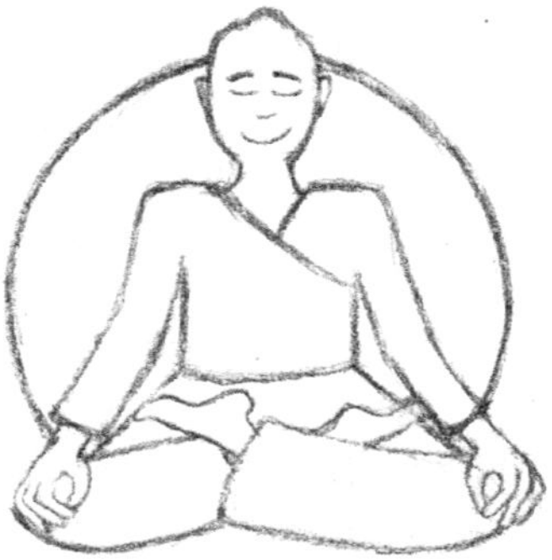

Ishti: Erforsche deinen Schlafplatz und verbessere ihn und alle Umstände wie oben angegeben. Wenn nichts Anderes hilft, versuche es mal mit pflanzlichen Mitteln wie z.B. Baldrian. Mach dir aber vor allen Dingen bewusst: Es ist noch niemand an Schlafstörungen gestorben - nur der Kummer und die Sorge diesbezüglich können dir schaden.

Die Sache mit dem Leiden

Die Geburt des Schmetterlings

Ein Wissenschaftler beobachtete einen Schmetterling und sah, wie sehr sich dieser abmühte, durch das enge Loch aus dem Kokon zu schlüpfen. Stundenlang kämpfte der Schmetterling, um sich daraus zu befreien. Da bekam der Wissenschaftler Mitleid mit dem Schmetterling, ging in die Küche, holte ein kleines Messer und weitete vorsichtig das Loch im Kokon damit sich der Schmetterling leichter befreien konnte. Der Schmetterling entschlüpfte sehr schnell und sehr leicht. Doch was der Mann dann sah, erschreckte ihn sehr. Der Schmetterling der da entschlüpfte, war ein Krüppel. Die Flügel waren ganz kurz und er konnte nur flattern, aber nicht richtig fliegen.

Da ging der Wissenschaftler zu einem Freund, einem Biologen, und fragte diesen: "Warum sind die Flügel so kurz und warum kann dieser Schmetterling nicht richtig fliegen?". Der Biologe fragte ihn, was er denn gemacht hätte. Da erzählte der Wissenschaftler, dass er dem Schmetterling geholfen hatte, leichter aus dem Kokon zu schlüpfen. "Das war das Schlimmste, was du tun konntest, denn durch die enge Öffnung ist der Schmetterling gezwungen, sich hindurchzuquetschen. Erst dadurch werden seine Flügel aus dem Körper herausgequetscht und wenn er dann ganz ausgeschlüpft ist, kann er fliegen.

Dadurch, dass du ihm geholfen hast und ihm den Schmerz ersparen wolltest, hast du ihm zwar kurzfristig einen Dienst erwiesen, um schneller den Kokon zu verlassen, aber ihn langfristig zum Krüppel gemacht."

Wir brauchen manchmal den Schmerz, um uns entfalten zu können - um der oder die zu sein, die wir sein können. Deshalb ist die Not oft notwendig - eine Entwicklungschance, die wir nutzen können.

Schon Buddha sagte, dass alles Leben Leiden ist. Krankheit, Alter, Tod - alles gehört zum Leben dazu. Es scheint darum zu gehen, ein gutes Gleichgewicht zu schaffen. Psychische Probleme führen leider häufig zu einem langen Leidensweg. Dennoch gibt es nichts rein Negatives - irgendetwas Positives wird die Erkrankung mit sich bringen, auch wenn es nicht direkt offensichtlich ist. Ein Mensch, der eine Depression überstanden hat, wird das Leben in Zukunft mit mehr Tiefe angehen. Ich möchte das Leiden nicht verteidigen. Ich habe selbst mit ihm gerungen. Aber mir hat es viel Intensität geschenkt, wobei ich nicht nur an mein eigenes Leiden denke, sondern auch an das viele Leid, das ich mitansehen musste. Wir sind näher zusammengerückt, haben überlegt, reflektiert, studiert, gekämpft und vieles mehr, um das Leiden zu vernichten. Manchmal hilft es, es einfach anzunehmen, manchmal muss man es einfach loslassen und manchmal muss man es einfach vergessen. Leiden ist sehr individuell. Wir haben keinen Einfluss darauf, ob wir mit einer Behinderung geboren werden, eine psychische Erkrankung bekommen oder ein Opfer von Gewalt werden. Wir haben aber Einfluss darauf, ob wir dieses Leiden in Unglück übersetzen oder nicht. Unser Geist ist veränderbar. Schon eine minimale Änderung unserer Gedanken und der Art, die Welt wahrzunehmen und zu interpretieren, kann unser Leben massiv ändern. Das Potenzial haben wir. In unserer Kultur wird sehr viel Wert auf Intellekt und weniger auf Selbsterkenntnis gelegt, so dass wir emotional unreif geblieben sind. Krankheiten wie Depressionen oder Burnout können unsere Lehrer sein, die uns aufzeigen, dass wir über eine lange Zeit gegen unsere inneren Bedürfnisse gelebt haben.

Leiden wird dadurch verringert, dass wir die Dinge so annehmen wie sie sind. Beispielsweise enthält Schmerz noch kein Leiden. Erst der tiefe Wunsch, dass der Schmerz verschwinden soll und die Überzeugung, dass er etwas Schlechtes ist, bringt uns dazu, zu leiden. In vielen östlichen Kulturen versucht man, den Schmerz einfach in seinem „So-Sein“ wahrzunehmen, ihn zu fühlen, zu beobachten und sich nicht abzulenken. Dann bekommt er die Chance, sich aufzulösen und wird nicht vom System absorbiert und anders ausgedrückt, was wir hier Symptomverschiebung nennen. Beobachten wir etwas in uns, kann es nicht in unser System eindringen. Erst, wenn wir es vermeiden, ihm ausweichen, geht es über in unser System. Wenn wir uns stetig gegen unsere Symptome stemmen, leiden wir zudem irgendwann unter einer sekundären Verspannung. Es ist sinnvoll, auch in schwersten Zeiten zu entspannen, den Geist leerzumachen und uns dann zärtlich uns selbst zuzuwenden und den Schmerz einfach zuzulassen.

„Trauer bringt Tiefe. Freude bringt Höhe. Trauer bringt Wurzeln. Freude bringt Äste. Freude ist wie ein Baum, der sich dem Himmel entgegenstreckt und Trauer ist wie die Wurzeln, die in das Erdinnere hineinwachsen. Beides wird benötigt - je höher ein Baum wächst, desto tiefer verwurzelt er sich in der der Erde. So wird die Balance aufrechterhalten.“

Osho

Übung: Das Leiden annehmen

- Denke an eine schwierige Lebensphase, in der du gelitten hast.
- Anstatt dich zu wehren oder zu fliehen, dich abzulenken oder zu kämpfen, beobachte neugierig, was geschieht.
- Bleibe bei dir und deinem Gefühl und betrachte es liebevoll und zugewandt.

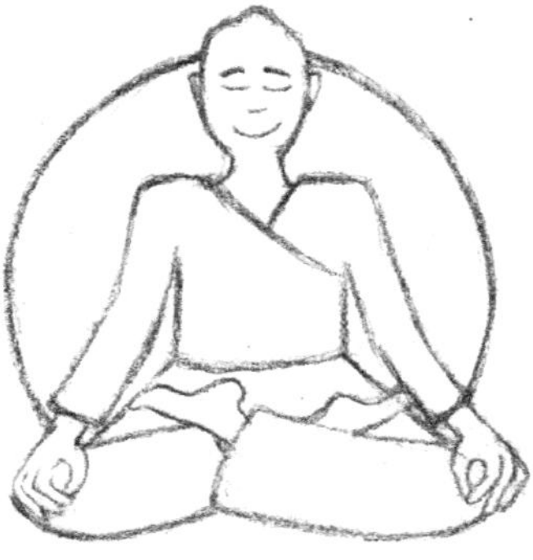

Ishti: Leiden gehört zum Leben dazu. Nimm dein Leiden an. So, wie es jetzt ist, ist es o.k.

Techniken, um negativen psychischen Phänomenen entgegenzuwirken und das Leben grundlegend zu ändern

Körperliche Techniken

Bewegung

Sport - das Wundermittel

Durch meine Arbeit und auch durch meine Erkrankung habe ich eine Menge an Ratschlägen erhalten. Nun gibt es einen Tipp, der sich immer und immer wieder wiederholte. Ja, alle Ärzte, Wissenschaftler und Dozenten schienen sich in diesem Punkt einig zu sein. Häufig wurde nach einer Fortbildung, ob sie nun Depressionen, Ängste oder Bipolare Störungen betraf, die Frage gestellt, ob es nicht einen ultimativen Rat gebe, den wir unseren Klienten geben könnten. Nun, die Antwort war leider nicht: Schonung, Ruhe, Rückzug oder Entspannung auf der Couch vorm TV. Die Antwort lautete: Sport. Die Wirkung von Sport auf unseren Körper und unsere Psyche ist dermaßen wunderbar, dass man nur dazu raten kann. Mangelnde Bewegung ist erwiesenermaßen eine der bedeutendsten Ursachen bei der Entstehung von Burnout-Erkrankungen. Sport ist eins der wirksamsten Mittel gegen unsere Zivilisationskrankheiten. Wissenschaftliche Studien haben zudem den Nachweis erbracht, dass regelmäßige körperliche Ertüchtigung nicht nur bei der Behandlung von psychischen Erkrankungen hilft, sondern auch präventiv wirkt und das Risiko, an Depressionen, Angststörungen und Abhängigkeitserkrankungen zu erkranken, signifikant senkt.

Sport ist eins der wirksamsten Mittel gegen Angst. Ein von Wissenschaftlern durchgeführtes Experiment in Bezug auf die Wirkung von

Sport auf Panikerkrankungen brachte interessante Ergebnisse. Eine Gruppe von Teilnehmern wurde mit angstblockierenden Medikamenten behandelt, wohingegen in einer zweiten Gruppe die Teilnehmer dreimal wöchentlich für eine Stunde Sport in Form eines leichten Aufwärmtrainings für eine Dauer von einer Viertelstunde und einer Dreiviertelstunde Joggen oder Walken machten. Nach zehn Wochen stellte sich heraus, dass die Panikattacken in der Gruppe der Jogger genauso nachgelassen hatten wie in der Gruppe der Teilnehmer, die mit Psychopharmaka behandelt wurden. Während diese sich aber mit Nebenwirkungen herumquälten, fühlten sich die Teilnehmer der Sportgruppe insgesamt belastbarer und hatten Lust, ihr Training auch in Zukunft beizubehalten.

Die genauen Gründe für die Wirkweise von Sport sind nicht abschließend geklärt. Sie ist aber vielfältig und betrifft Körper, Geist und Emotionen. Menschen mit Angststörungen unterdrücken häufig ihr Bedürfnis nach Flucht, was dazu führt, dass bei ihnen die einfachste Form, das Laufen, dieses Bedürfnis befriedigt. Zusätzlich entwickelt sich durch das Laufen auch ein Gefühl von Kraft und Ausdauer. Die intensive Atmung führt zu einem Gefühl der Befreiung und versorgt das Gehirn und alle Zellen mit Sauerstoff. Die Bewegung beim Laufen soll zudem Verspannungen in der tieferliegenden Rückenmuskulatur lösen, an die sonst schwer heranzukommen ist.

Lange Rede, kurzer Sinn - wir sollten es einfach tun. Sport an der frischen Luft bietet sich dafür besonders an, um gleich Sonne zu tanken, um die Vitamin-D-Produktion anzukurbeln oder ein Waldbad zu nehmen. Nordic Walking soll zudem durch die Gleichmäßigkeit der Bewegung einen meditativen Effekt haben. Vielleicht ist aber auch Mannschaftssport, durch den du mit Menschen in Kontakt kommst und dich als Teil einer Gruppe fühlen kannst, das Richtige für dich.

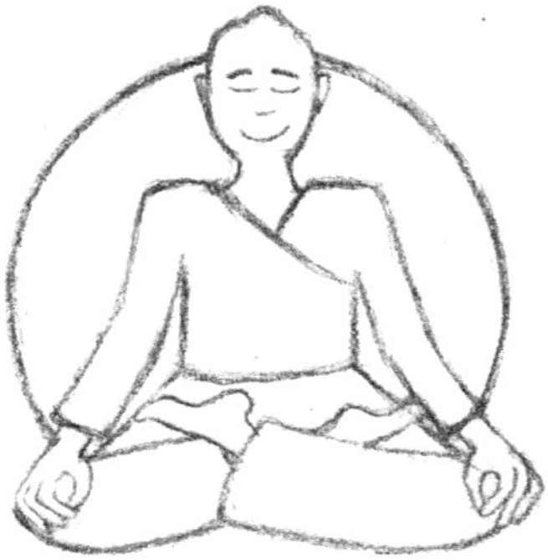

Ishti: Mache unbedingt Sport! Das ist etwas wirklich Gutes, was du für dich tun kannst.

Yoga - das Wundermittel mit Sternchen

Wenn Sport ein Wundermittel ist, was ist dann Yoga? Ich sehe es als Indiens großes Geschenk an die Welt. Es ist eine unglaublich komplexe Gesundheitsmethode, die für jeden Menschen, unabhängig von Alter, gesundheitlicher Konstitution oder religiöser Gesinnung, universell eingesetzt werden kann, um vielfache positive Wirkungen zu erzielen.

Inzwischen gibt es unzählige Studien und Metastudien, die die positiven Effekte von Yoga auf Menschen mit psychischen Beschwerden belegen. Nicht nur bei Depressionen kann sich der Zustand verbessern, sondern auch bei Angststörungen, Posttraumatischen Belastungsstörungen, Hyperaktivität, Schizophrenie, Zwangsstörungen, Suchterkrankungen und Autismus. Yoga sollte laut einigen Wissenschaftlern einen festen Platz in unserem Gesundheitssystem bekommen. Dann könnte es sinnvoll benutzt werden, besonders zur Behandlung von psychischen Erkrankungen ergänzend oder auch präventiv, um der Erkrankung der Psyche vorzubeugen.

Es besteht häufig das Vorurteil, dass Yoga nur aus den Körperübungen, den sogenannten Asanas besteht. Dem ist nicht so. Sie sind jedoch ein wichtiges Hilfsmittel, genau wie die Atem- oder Reinigungsübungen, die das Yogasystem beinhaltet. Studien haben nachgewiesen, dass Yoga das Herz-Kreislauf-System stärkt und bei Depression, Burnout und Stress helfen kann. Menschen werden durch regelmäßige Yoga-Praxis zufriedener, gelassener und offener für Neues. Die indischen Yogameister versprechen Frieden, Glück und einen ruhigen Geist sowie ruhigen Schlaf, Energie, Kraft, Vitalität und ein langes gesundes Leben, wenn man diszipliniert Yoga praktiziert. Yoga soll zudem zu Vertrauen, Harmonie und Selbstbewusstsein verhelfen und uns dabei unterstützen, Emotionen zu kontrollieren und Ausgeglichenheit und Konzentration zu erreichen. Durch Yoga wird das Leben auf wundersame Weise neu gestaltet.

Da Yoga auch von Krankheit zu Gesundheit führen kann, ist es sicherlich sinnvoll, es zu praktizieren, wenn man unter einer psychischen Erkrankung leidet. Yoga ist einfach erhebend, und daher gutes Mittel für jemanden, der am Boden ist. Unser westliches Gesundheitssystem gibt jemandem mit psychischen Problemen eine Diagnose, dann häufig Medikamente und eine Überweisung für Psychotherapie oder einen Klinikaufenthalt. Auch wenn die schulmedizinischen Maßnahmen sinnvoll sein können, geben sie den Betroffenen oft das Gefühl, dass sie so nicht richtig sind und eine Störung haben. Yoga dagegen nimmt uns immer so an wie wir sind und wirkt ganzheitlich, um Körper, Geist und Seele wieder in Einklang und uns zurück zur Harmonie zu bringen. Nach und nach können z.B. Menschen mit Ängsten wieder einen Ort der Sicherheit finden. Yoga aber arbeitet langsam und erfordert ein bisschen Geduld - die Veränderung ist dann aber Tag für Tag spürbar.

Stress, Anspannung und Ängste wirken sich auch auf den Körper aus. Es kommt hier zu hartnäckigen Verspannungen und Verkürzungen in der Muskulatur. Traumatisierte wirken z.B. oft wie auf dem Sprung und haben tatsächlich häufig eine verkürzte Oberschenkelmuskulatur. Menschen, die niedergeschlagen sind, kann man häufig schon an ihrer Haltung erkennen. Hatha Yoga, also das Yoga der Körperübungen, wirkt hier somatopsychisch - d.h. durch die Dehnung und Entspannung des Körpers kann sich auch die Psyche wieder mehr entspannen. Die Asanas (Körperhaltungen) lösen mentale Anspannung auf, indem man sich der Anspannung auf der physischen Ebene widmet. Atemübungen können hier gezielt zur Beruhigung oder zur Antriebssteigerung eingesetzt werden. Sie rütteln aber am Körperpanzer und sollten bei schwerer Erkrankten mit Vorsicht eingesetzt werden. Die meisten Übungen sind körperlich gar nicht so anstrengend, fordern aber enorm den Geist - gerade der soll ja auch verändert werden. Beim Yoga wird Geduld geübt; es ist anstrengend, ohne wirklich kräftezehrend zu sein, und der Praktizierende kann sich genervt fühlen oder vorerst keine Lust haben, aber all das soll einfach zugelassen werden. Wird eine Weile durchgehalten und stetig weitergeübt, erfolgt irgendwann eine Art Neustart für den Übenden - er befindet sich wieder auf dem Weg zu sich selbst.

Heute gibt es in jeder Stadt Yogakurse. Die Krankenkasse gibt sogar hohe Zuschüsse zu den sogenannten Präventionskursen. Diese sollen die Versicherten an einen gesunden Lebensstil heranführen und z.B. im Bereich Ernährung, Bewegung und Stressbewältigung schulen. Viele Krankenkassen übernehmen daher für einen Yogapräventionskurs die gesamten Kursgebühren, wenn eine regelmäßige Teilnahme erfolgt ist. Andere Kassen wiederum zahlen nur einen Anteil an dieser Art der Gesundheitsvorsorge. In jedem Fall lohnt es sich hier einmal ganz konkret bei der Krankenkasse nachzufragen. Viele Yogastudios bieten auch unverbindliche Schnupperstunden an. Die meisten Therapeuten und Ärzte sind heute sehr aufgeschlossen für Yoga als ergänzende Maßnahme und einige bieten selbst Yoga an.

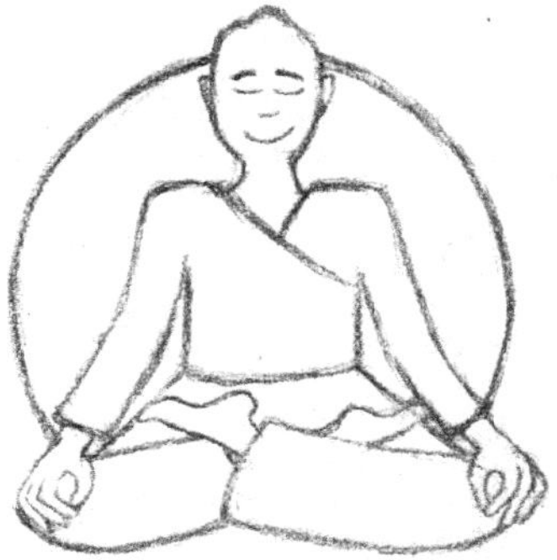

Ishti: Willst du weitergehend an dir und deiner Persönlichkeit arbeiten, dann mache einen Yogakurs und du wirst dich über deine positive Entwicklung wundern. Probiere es einfach aus.

Massage

Die Anzahl der nachgewiesenen Auswirkungen von Massagen auf den Körper und die Psyche ist hoch. Eine Ayurveda Abhyanga-Massage kann z.B. Schlafstörungen entgegenwirken. Die gerade bei psychischen Problemen häufig vorkommenden Verspannungen und Verhärtungen der Muskulatur können durch Massage gelöst werden, Fußreflexzonenmassage stimuliert die Selbstheilungskräfte des Körpers. Einige klinische Studien belegen die positiven Wirkungen einer Massage bei der Behandlung von Depressionen oder Angststörungen. Der Hautkontakt, die Stoffwechselanregung und die Entspannung wirken sich positiv auf die psychische Verfassung und die eigene Körperwahrnehmung aus. Bei jeder Art von Massage reagiert der Körper allein durch die Berührung der Haut mit der Freisetzung des Hormons Oxytocin, das positive Emotionen gegenüber Menschen schafft. Bei einer Massage bildet der Körper zudem weniger Stresshormone und wirft dafür mehr Glücks- und Entspannungs-Botenstoffe aus, wie etwa Endorphine.

Es gibt sehr viele Arten von Massagen. Neben der klassischen Massage gibt es z.B. die sehr alte Thai-Massage, die Shiatsu-Massage oder die Dorn-Breuss-Massage. Die Klangschalenmassage ist mit ihren Schwingungen besonders wirkungsvoll beim Lösen der im Alltagsstress angesammelten Sorgen, Spannungen und Blockaden.

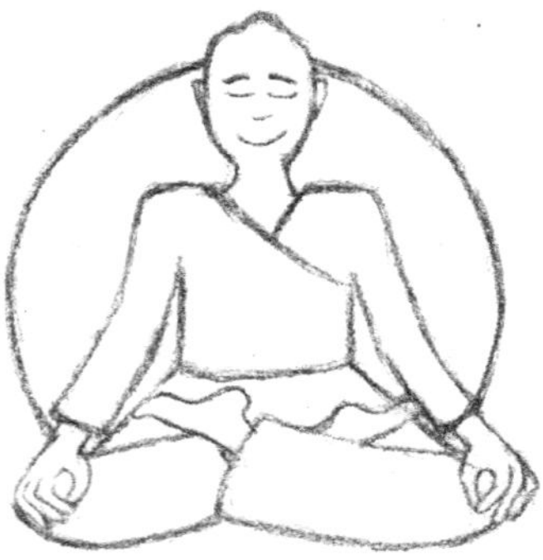

Ishti: Gönne dir einmal im Monat eine Massage, packe dich danach gut ein, mache dir einen Tee und genieße die entspannende Wirkung.

Akupunktur

Der Begriff Akupunktur bedeutet übersetzt „Nadelstiche". Das Verfahren ist ein Teil der Traditionellen Chinesischen Medizin (TCM) und wird bereits seit etwa 4.000 Jahren angewendet. In der TCM geht man davon aus, dass die Lebensenergie Qi in 14 sogenannten Hauptmeridianen fließt, die an mehr als 360 festgelegten Punkten durch Einstechen mit Nadeln und eventuell auch durch Akupressur beeinflusst werden kann. Durch die Nadelreizung soll das gestörte Energiegleichgewicht der Gegensatzpaare Yin und Yang und der Fluss des Qi wiederhergestellt werden. Nach dem Verständnis der TCM entsprechen die Meridiane Kanälen, in denen das Qi fließt. Eine Störung des Qi-

Flusses in den Energiebahnen, also den Meridianen, führt zu Krankheit. Aufgabe des Akupunktur-Therapeuten ist es, die Störungen zu erkennen und den Körper dabei zu unterstützen, das Ying-Yang-Gleichgewicht wiederherzustellen.

Die Akupunktur wird mittlerweile von vielen Medizinern als wirksame Ergänzung zur konventionellen Medizin anerkannt.

Wenn die Seele leidet, kann die Akupunktur mit einem völlig anderen Ansatz als die Schulmedizin zu helfen versuchen. Als Regulationstherapie regt sie die Selbstheilungskräfte des Körpers und der Psyche an - und das ohne Nebenwirkungen. Sie kann auch parallel zur Psychotherapie durchgeführt werden und unterstützt diese. Zudem kann Akupunktur Symptome lindern, Entspannung und Lebensfreude reaktivieren und auch den Nebenwirkungen von eingesetzten Medikamenten entgegenwirken. Sie wird manchmal von den gesetzlichen Krankenkassen übernommen.

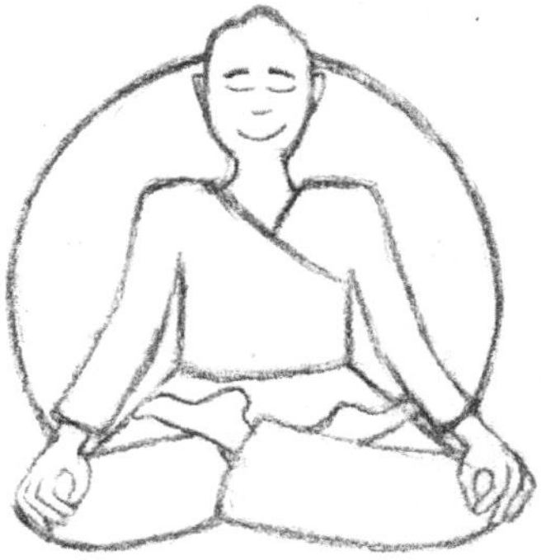

Ishti: Akupunktur kann deine blockierten Energiebahnen wieder freilegen. Erkundige dich bei Interesse in Praxen, wo Akupunktur angeboten wird.

Emotional Freedom Techniques (EFT) bei Stress und Angst

Diese Technik ist Teil der energetisch orientierten Psychologie und basiert zudem auch auf der Traditionellen Chinesische Medizin in Kombination mit Elementen der Kognitiven Therapie. Ganz ehrlich, es wurde mir zu bunt, als ich von dieser Technik erstmals gehört habe. Ich wollte nicht schon wieder eine neue Technik erlernen und war sehr skeptisch. Anfangs dachte ich, dass sich da vermutlich wieder jemand eine goldene Nase verdienen will, indem er Heilung durch eine wundersame Technik verspricht. Jedoch häuften sich die Berichte, in denen die Effektivität beschrieben wurde. Offensichtlich besticht die Technik mit einer großen Einfachheit und mit einer großen Wirksamkeit. Ich las immer wieder davon und probierte sie dann einfach aus Neugier aus. Und tatsächlich - sie wirkt. Sie wurde von Gary Craig, einem amerikanischen Ingenieur entwickelt. Im Grunde geht es um das Klopfen der Meridiane bzw. um das Klopfen von Schlüsselpunkten der verschiedenen Meridiane. Währenddessen sprechen wir über oder denken an unser Problem. Die Sequenz wird so oft wiederholt, bis die Belastung sich verringert oder sogar gelöst wird.

Klopfpunkte im Detail

1. Innerer Rand der Augenbraue
2. Knochen neben dem Auge
3. Knochen unter dem Auge
4. Unter der Nase
5. In der Falte unter den Lippen
6. Unter dem Schlüsselbein
7. Unter dem Arm
8. Daumennagel innen
9. Nagel Zeigefinger (innen)
10. Nagel Mittelfinger (innen)
11. Nagel kleiner Finger (innen)
12. Handkante

13. Gamut-Punkt: Handrücken, zwischen dem Knochen des kleinen und des Ringfingers

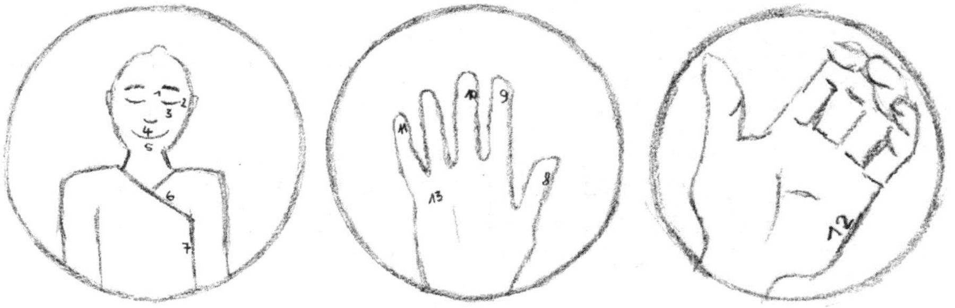

Durchführung:

1. Benenne das Problem. Was verursacht die belastende Emotion? Es kann sogar eine spezifische Situation aus der Vergangenheit sein, eine belastende Emotion, die jetzt gerade da ist oder eine Situation in der Zukunft, vor der du dich fürchtest.
2. Spüre genau in dich hinein. Welche Emotion belastet dich am Meisten?
3. Wie stark ist die Emotion auf einer Skala von eins bis zehn?
4. Nimm die Emotion wahr, klopfe den Handkantenpunkt (Punkt zwölf) und sage dir dabei: „Auch, wenn ich … (Problem einfügen) habe, liebe und akzeptiere ich mich so wie ich bin!"
5. Klopfe dann die Punkte eins bis zwölf der Reihe nach durch (jeden Punkt fünf bis zehnmal klopfen) und sage bei jedem Punkt die Emotion laut (z.B. „Meine Kopfschmerzen"). Die Seite ist egal. Tief durchatmen.
6. Jetzt werden Gehirnareale aktiviert und balanciert. Denke dabei an dein Problem. Halte den Kopf gerade, lege eine Hand bequem auf dem Oberschenkel ab und klopfe mit der anderen Hand den Gamut-Punkt. Währenddessen (und nicht den Kopf bewegen) mache Folgendes:

- Schließe die Augen.
- Öffne die Augen.
- Schaue nach unten links.
- Schaue nach unten rechts.
- Bewege die Augen in einem großen Kreis in eine Richtung.
- Bewege die Augen in einem großen Kreis in die andere Richtung.
- Summe ein paar Takte eines Liedes (z.B. Happy Birthday).
- Zähle von zehn bis fünf.
- Summe ein paar Takte eines Liedes.

7. Klopfe wieder die ausgewählte Emotion wie in Schritt fünf. Atme dann tief durch.
8. Neuer Durchgang. Denke wieder an die Situation und bewerte, wie stark du dabei jetzt diese Emotion auf der Skala von null bis zehn spürst. Der Wert dürfte in aller Regel niedriger sein als zu Beginn. Wenn die Intensität der Emotion noch größer als null ist, dann klopfe wieder auf den Handkantenpunkt und sage dir dabei dreimal laut und mit Nachdruck: „Auch, wenn ich immer noch [Emotion] spüre, liebe und akzeptiere ich mich so, wie ich bin!“ Klopfe die Punkte eins bis zwölf, während du dich auf die Emotion konzentrierst und sage bei jedem Punkt laut: “Immer noch [Emotion]”.
9. Wiederhole Schritt acht so lange, bis die Emotion auf null ist.
10. Wenn eine Emotion im Zuge des Klopfens weniger wird oder ganz verschwindet, drängen sich oft andere Emotionen in den Vordergrund oder tauchen jetzt erst auf.

Wiederhole dann Schritt zwei bis neun für jede andere belastende Emotion so lange, bis du keine Belastung mehr zu dem Thema spürst.

Wenn du an einer sehr belastenden oder traumatischen Situation aus der Vergangenheit arbeitest, könnten dabei extrem starke Emotionen auftreten. In diesem Fall kann man das Thema mit einem erfahrenen Therapeuten durcharbeiten.

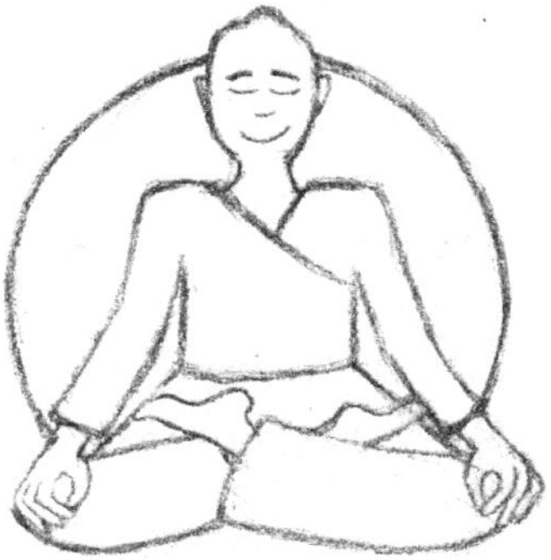

Ishti: EFT, auch Klopfakupressur genannt, ist eine gute Übung für akute Hilfe bei extremen Gefühlen. Erlerne sie, um dir selbst behilflich zu sein, wenn du von starken Emotionen übermannt wirst.

Das Natronbad

Einige Menschen mit Depressionen erzählten mir, dass sich ihre Symptome durch eine Behandlung ihrer Übersäuerung verbesserten, was mir sehr einleuchtete, da ich schon viel über Übersäuerung und den Zusammenhang zwischen ihr und verschiedensten Zivilisationskrankheiten gelesen hatte. Es gibt die Möglichkeit, Natron oral einzunehmen und eine Entsäuerung herbeizuführen, indem die Magensäure neutralisiert wird. Ich halte diese Methode aber für ungeeignet, da sie zu Verdauungsproblemen führen kann und ich davon überzeugt bin, dass es sehr wichtig ist, ein gutes Verdauungsfeuer zu wahren und über genug Magensäure zu verfügen. Die bessere Möglichkeit ist meiner Meinung nach, die Entsäuerung über unser größtes Ausscheidungsorgan, die Haut, stattfinden zu lassen.

Ein Basenbad ist schnell hergestellt: Man nehme etwa 100 Gramm Natron und gebe es zum Badewasser. Das Bad sollte mindestens 30 Minuten und maximal 90 Minuten dauern. Nach ca. 30 Minuten setzt die Osmose ein. Wer den Vorgang unterstützen möchte, kann die Haut bürsten oder mit einem Naturschwamm massieren. Neben Natron kann man auch natürliche Salze und Öle hinzuführen.

Die Verbindung mit dem Element Wasser, das eine sehr hohe Schwingung hat, erhöht unsere eigene Schwingung und ist an sich schon erhebend. Wer mal genauer drüber nachdenkt, wird von sich aus zu dem Schluss kommen, dass Wasser nahezu magisch ist. Beim ersten Mal kann das Natronbad eine Menge Ablagerungen aus dem Gewebe freisetzen. Du wirst staunen. Deine Haut ist danach samtig und weich und benötigt keine Lotion bzw. Feuchtigkeitspflege. Achte aber darauf, dass jemand in der Nähe ist, falls du Kreislaufprobleme bekommst. Übrigens hat auch ein Fußbad schon eine gute entsäuernde Wirkung, so dass Menschen, die keine Badewanne haben, zumindest Fußbäder genießen können. Ganz nebenbei lösen sich auch Horn und abgestorbene Hautschüppchen.

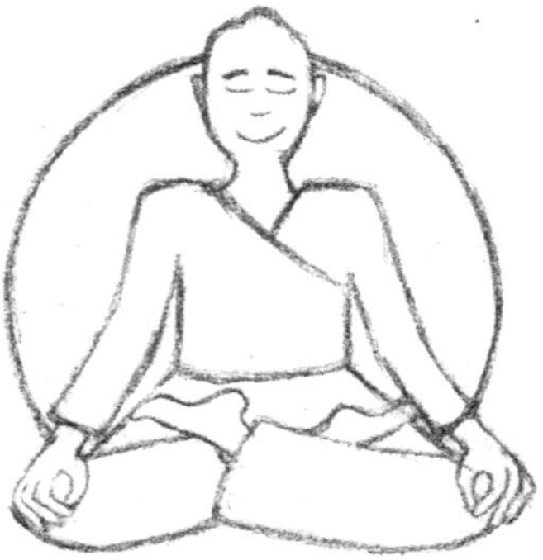

Ishti: Genieße ein Natronbad, um dich und deine Stimmung zu entsäuern.

Fasten

In meiner Herkunftsfamilie wurde Essen umfassend und vor allen Dingen ausgiebig zelebriert. Outete sich jemand als Vegetarier, löste das großes Entsetzen aus. Schlanke und bewusst essende Menschen wurden als Spielverderber missachtet. Dabei gehört Fasten genauso zur menschlichen Natur wie das Essen. Gewollt oder ungewollt - in der Natur wird gefastet. Früher half uns das Fasten, auch in Hungerzeiten leistungsfähig für das Jagen und Sammeln zu sein. Es stößt sogar im Körper heilsame Prozesse an und wirkt verjüngend und regenerierend.

Inzwischen belegen aber Forschungsergebnisse, dass nicht nur lange, intensive Fastenkuren wirken, sondern auch kurze Phasen ohne Essen, wie die sogenannte 16-8-Methode (16 Stunden fasten, 8 Stunden essen, z.B. von 18.00 abends bis 10.00 morgens fasten und die Mahlzeiten von 10.00 Uhr morgens bis 18.00 abends zu sich nehmen). Es kann sogar schon ausreichend sein, ab und zu mal einen Fastentag einzulegen, um eine positive Wirkung zu bemerken. Das Fasten hat neben den heilsamen körperlichen Effekten auch eine starke Wirkung auf die Psyche. Die Nahrungsrestriktion beim Fasten führt zu einer Beruhigung des zentralen Nervensystems in Bezug auf Stress oder Angst. Emotionen können besser reguliert werden. Das Fasten regt zudem einen „Harmonisierungseffekt" der Psyche an. Der Schlaf wird besser, Ausgeglichenheit und Glücksempfinden stellen sich ein. Es kommt zu einer höheren Ausschüttung des Glückshormons Serotonin, welches zudem länger im Gehirn bestehen bleibt. Fasten wirkt somit als eine Art natürliches Antidepressivum. Müdigkeit, fehlende Motivation oder andere Hinweise auf eine depressive Verstimmung gehen zurück.

Zu erwähnen ist aber auch, dass es zu Beginn einer längeren Fastenkur zu einer Erstverschlimmerung kommen kann, die allerdings nach einigen Tagen zurückgeht.

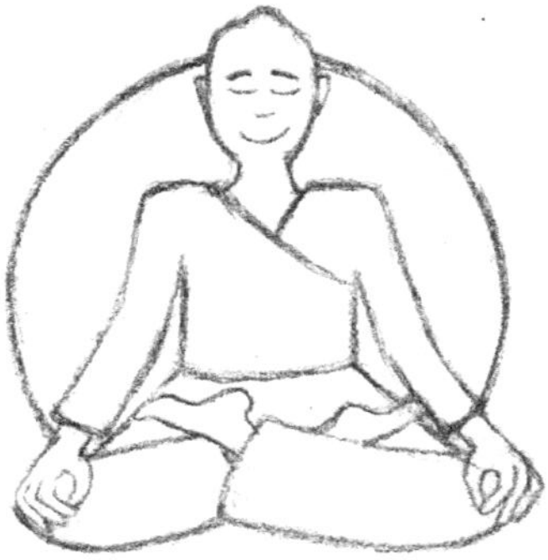

Ishti: Vielleicht hat eine Fastenkur einen guten Effekt bezüglich deiner Befindlichkeit. Wenn du magst, versuch es.

Darmreinigung

In den letzten Jahren fanden Forscher immer mehr über die Zusammenhänge zwischen Darm und Psyche heraus. Eine gestörte Darmflora kann mit Ängsten, psychischer Verstimmung und Depressionen zusammenhängen. Unterstützen wir unseren Darm, können wir also auch etwas für unsere Psyche tun. Heute weiß man: Gehirn und Darm stehen in engem Kontakt. Sie kommunizieren über das Nervensystem, das Immunsystem und über Hormone miteinander. Dabei spielen die Darmbakterien eine wichtige Rolle.

Bakterien im Darm bilden Signalstoffe, die den Vagusnerv aktivieren. Der Nervus vagus ist der größte Nerv des vegetativen Nervensystems. Er reguliert fast alle inneren Organe. Forscher fanden heraus, dass eine falsche Zusammensetzung der Darmflora Entzündungen im Darm auslösen kann. Diese Entzündungen begünstigen Ängste und Depressionen. Welche Bakterien in unserem Darm leben, ist also wichtig dafür, wie wir uns fühlen. Darm, Darmbakterien und Psyche hängen somit eng zusammen. Das zeigen Studien, doch das sagt uns oft auch schon unser Bauchgefühl. Stress schlägt auf den Magen oder auf die Verdauung. Umgekehrt bewirkt ein Ungleichgewicht im Darm, dass es uns psychisch schlechter geht. Unterstützen wir eine gesunde Darmflora, unterstützen wir also immer auch unsere Psyche. Positiv für den Darm ist regelmäßige Bewegung. Die Darmflora lässt sich außerdem durch eine gesunde Ernährung und Probiotika unterstützen.

Nun zur Darmreinigung. Diese ist nicht nur sinnvoll vor einer Operation oder als erster Schritt bei einer Darmsanierung oder einer Fastenkur. Eine Darmreinigung kann sich in vielerlei Hinsicht positiv auswirken: Die Verdauung wird verbessert, Kopfschmerzen und Migräne werden gemindert, das Hautbild wird klarer, chronische Entzündungen gehen zurück, Konzentrationsfähigkeit, Schlaf und Stimmung verbessern sich.

Es gibt zahlreiche Möglichkeiten eine Darmreinigung durchzuführen. Hast du Interesse daran, informiere dich bei einer seriösen Quelle und halte dich an die Anleitung.

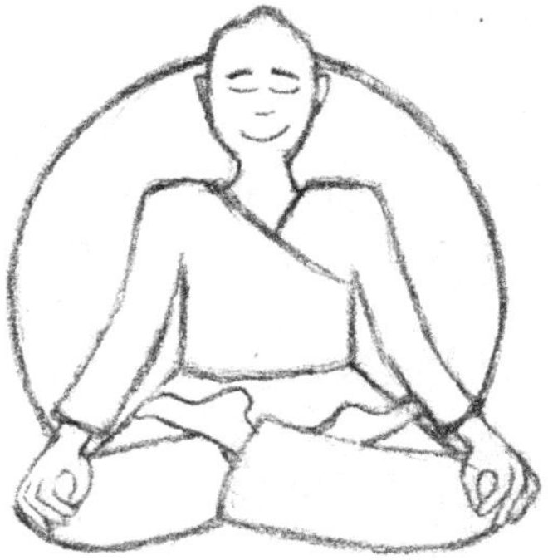

Ishti: Möglicherweise ist es Zeit, dein zweites Gehirn zu reinigen. Schau, ob es dir danach bessergeht.

Aromatherapie

Die Aromatherapie soll unsere Lebenskraft und Selbstheilungskräfte wecken. Sie hat tiefe Wirkungen auf die Psyche und kann in Krisensituationen oder unter extremen Belastungen Unterstützung bieten. Dabei wirkt sie ganzheitlich auf Körper und Seele. Die Geschichte der Aromatherapie reicht weit zurück und ist sowohl Kunst als auch Wissenschaft. Sie wird bereits seit Tausenden von Jahren für die Gesundheit des Menschen eingesetzt. Unter Aromatherapie versteht man die Verwendung von aromatischen Zusammensetzungen aus Pflanzen. Diese Verbindungen würden in der Natur frei verdunsten, sich durch die Luft bewegen und von Menschen und Tieren eingeatmet und gerochen werden. Düfte können anregend oder auch beruhigend wirken, wobei Menschen ganz unterschiedlich auf sie reagieren. Das hängt mit Erinnerungen, aber auch und vor allem mit den Riechrezeptoren zusammen. Die aromatischen Verbindungen gibt es in Form von ätherischen Ölen, Räucherwerk oder ganzen Pflanzenextrakten, aber wie auch immer - sie wirken effektiv und deshalb ist die Aromatherapie eine weit verbreitete und effektive Praxis. Ich habe mich darüber sehr gewundert, da grenzwissenschaftliche natürliche Methoden häufig von schulmedizinischen verdrängt werden, aber tatsächlich arbeiten heute auch einige psychiatrische Einrichtungen mit aromatherapeutischen Anwendungen.

Hier einige Beispiele von Düften und ihrer Wirkung aus dem Ayurveda:

- Eukalyptus - wirkt anregend und erfrischend und hilft bei Erkältungskrankheiten.
- Jasmin - wirkt kühlend, beruhigend, stimmungsaufhellend und lindert Stress.
- Lavendel - wirkt beruhigend, entspannend und hilft bei Nervosität und Schlafproblemen.
- Orange - wirkt erfrischend, belebend und zugleich wärmend.

- Pfefferminze - wirkt kühlend, erfrischend, fördert die Konzentration und stimuliert das Nervensystem.
- Rose - wirkt beruhigend und ausgleichend.
- Sandelholz - wirkt beruhigend und ermuntert Geist und Gemüt, kann eine meditative Stimmung erzeugen.
- Vanille - wirkt wärmend, stimmungsaufhellend und aphrodisierend.
- Zimt -wirkt wärmend und beruhigend und harmonisiert den Kreislauf.
- Zitrone - wirkt erfrischend und erschafft eine angenehme Atmosphäre.

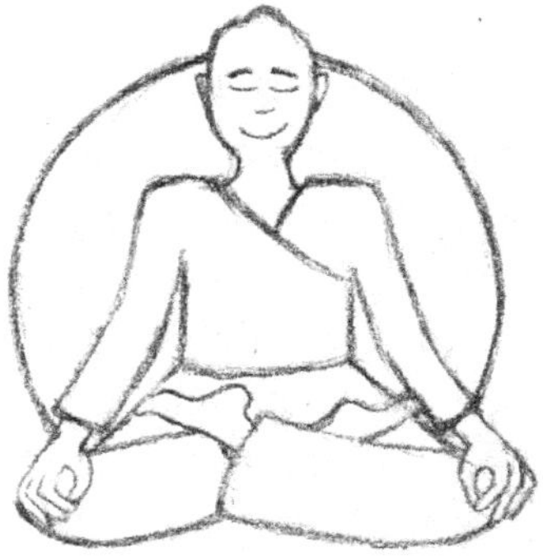

Ishti: Ein schöner Duft kann eine ganz andere Atmosphäre in dein Leben zaubern. Probier's doch mal.

Entspannungstechniken

Häufig ist durch eine psychische Erkrankung, wie ein Trauma oder ein Burnout und ähnliches, der Sympathikus ständig aktiv. Dieser ist als Teil des vegetativen Nervensystems dafür zuständig, den Körper in den Kampf-Flucht-Modus zu bringen, also bei harter Arbeit, Leistungssport oder starken Stresssituationen gefragt. Es versteht sich, dass dieser Zustand über einen längeren Zeitraum nicht gesundheitsförderlich ist. Das Herz schlägt schneller, der Körper schwitzt, es wird vermehrt Adrenalin ausgeschüttet usw. Zusätzlicher ständiger Kaffeekonsum intensiviert das Ganze noch.

Viele Menschen leiden heute unter einer Sympathikus-Dominanz, ohne es zu wissen. Nun ist es wichtig, den Gegenspieler zu aktivieren, der für Entspannung, Regeneration, Gelassenheit usw. zuständig ist, den Parasympathikus. Wenn wir lernen, unseren Körper willentlich zu entspannen, dann können wir auch lernen, unseren Verstand willentlich zu entspannen. Wir können z.B. einfach im Alltag mal unsere Geschwindigkeit ein wenig drosseln und unsere Tätigkeiten langsam ausführen - z.B. langsam gehen, langsam spülen und langsam essen. Allein dadurch wird bereits eine große Entspannung entstehen. Es ist auch wichtig, sich seiner wahren Natur bewusst zu werden. Es gibt Menschen wie mich, die sich in einer langsamen Geschwindigkeit wohlfühlen und andere, denen positiver Stress, auch Eustress genannt, guttut und die gerne ein rasanteres Leben führen.

Entspannungstechniken können aber jedem Menschen guttun und es ist sehr vorteilhaft, diese, einmal gelernt, jederzeit ausüben zu können. Mein Körper weiß beispielsweise bereits, dass er sich in der Rückenentspannungslage auf eine kommende Tiefenentspannung einstellen kann und geht direkt in einen entsprechenden Modus über. Hier einige Entspannungstechniken:

Heilender Atem

Ich habe bereits einige Atemübungen zur Linderung von verschiedenen Symptomen erklärt, aber da er so ein wichtiger Aspekt bei der Heilung sein kann, möchte ich noch ein paar zusammenfassende Worte zur Heilkraft des Atems hinzufügen. Vom Moment unserer Geburt bis zum Moment unseres Todes atmen wir ununterbrochen. Alles ändert sich in dieser Zeitspanne, außer unser Atem, der das einzig Beständige zu sein scheint und eine Konstante unseres Daseins darstellt. Der Atem ist von höchster Bedeutung für uns, denn er verbindet uns mit unserem Körper. Atmen wir nicht mehr, verlassen wir unseren Körper. Eine bewusste Atemführung kann unsere Gesundheit verbessern und Kraft spenden.

Hier in der westlichen Welt ist unser Atem selbstverständlich und wir schenken ihm kaum Aufmerksamkeit. Er läuft reflexartig ab und wird an sich ignoriert. Unser Atem ist mit unseren Gedanken und Emotionen verbunden und kann durch eine bewusste Führung unsere Gedanken und Gefühle verändern. Wir können so unsere Stimmung beeinflussen und unseren Energiehaushalt kontrollieren. Auch erhalten wir durch Atemübungen mehr Lebensenergie und nicht durch dauerndes Essen von meist „toter“ Nahrung.

Beginnen wir mit der Beobachtung unseres Atmens, werden wir Westler vermutlich feststellen, dass er recht oberflächlich und flach ist und dass nur ein Bruchteil der Lungenkapazität genutzt wird. Es fühlt sich gut an, länger und tiefer zu atmen, so wie Tiere oder Babys es natürlicherweise tun. Ein langer, tiefer Atem entspannt, beruhigt, stärkt die Intuition, führt zu mehr Energie und Freude, reinigt das Blut, stärkt die Nerven, wirkt angstlösend, entsäuert und macht stressresistenter. Ein tiefer Atem bringt uns in unser Innerstes. Wenn wir uns einige Minuten Zeit nehmen und sehr, sehr tief und sehr, sehr langsam atmen, dann folgt unser Geist dem Atem nach innen und entspannt. Wir sind im Hier und Jetzt.

Yogawunderatmung - tiefe Bauchatmung

Als Notfallübung zur schnellen Entspannung kann ich die tiefe Bauchatmung empfehlen, die eine wahre Wunderatemübung ist, auch wenn sie so simpel daherkommt. Sie ist so einfach wie wirkungsvoll:

- Atme tief ein und spüre wie der Bauch sich nach vorne wölbt.
- Atme dann vollständig aus während der Bauch wieder zurückgeht.
- Wiederhole dieses dann für ein paar Minuten.

Integriert man diese Übung in den Alltag, ist schon ein großer Schritt getan, um den Parasympathikus zu aktivieren, der uns zu einer tieferen Entspannung führen kann. Es ist sinnvoll, diese Übung mehrmals am Tag für ein paar Minuten auszuführen. Ich mache es, wenn ich an der Ampel stehe oder in Sitzungen bin, wenn ich in Wartezimmern sitze oder auf den Wasserkocher warte. Man lässt es einfach zur Gewohnheit werden. Denken wir für einen Zeitraum von etwa 40 Tagen daran, diese Übung durchzuführen, ist sie zu einer Gewohnheit geworden und kann eine unglaubliche Wende herbeiführen. Diese Atmung signalisiert dem Körper, dass alles in Ordnung ist und er sich in Sicherheit befindet.

Mit kurzer, flacher und schneller Atmung kann man sogar eine Panikattacke herbeiführen. Kultiviert man aber die tiefe Bauchatmung, bringt man wieder Ruhe und Entspannung in den Alltag, was zu mehr Regeneration und Heilung führt. Falls nur ein Leser sich das regelmäßige Praktizieren der tiefen Bauchatmung angewöhnt, so hat sich für mich das Schreiben dieses Buches gelohnt. Sie ist von großer Bedeutung.

Hier noch eine weitere Atemtechnik aus dem Yoga, die schnell positive Wirkungen zeigt:

Ujjayi - der siegreiche Atem

Bei dieser Kehlatmung wird die Stimmritze verengt, um den Atem feiner und kontrollierbarer zu machen. In vielen Yogaschulen wird gelehrt, diese Atmung während der gesamten Übungspraxis der Körperübungen beizubehalten, aber du kannst sie auch wie folgt einfach alleine durchführen:

- Atme langsam durch die Nase ein und durch den Mund aus. Erzeuge beim Ausatmen ein lautes „hhhaa"- Geräusch.
- Lasse beim nächsten Atemzug deinen Mund geschlossen und erzeuge beim Ausatmen wieder das „hhhaa"- Geräusch (so ähnlich wie Darth Vader atmet). Die Kehle bleibt dabei in unveränderter Form. Du kannst dir auch vorstellen, einen Spiegel mit geschlossenem Mund anzuhauchen.
- Behalte die Form der Kehle nun auch während der Einatmung bei und lasse den Mund geschlossen. Es entsteht nun derselbe rauschende Ton, der sehr beruhigend wirkt und an Meeresrauschen erinnert.
- Der Atem strömt etwa vier bis fünf Herzschläge hinein und fließt vier bis fünf Herzschläge heraus.

Die Wirkungen der Ujjayi-Atmung sind vielfältig. Es wird mehr Sauerstoff aufgenommen und sie gibt innere Energie, so dass scheinbar unmögliche physische Anstrengungen plötzlich zu meistern sind. Sie wirkt wärmend und energetisierend auf den Körper, löst Spannungen, beruhigt den Geist, reinigt den Kehlkopf, fördert die Konzentrationsfähigkeit, beruhigt die Gedanken und erhöht die Achtsamkeit.

Ich bemerke manchmal, dass ich Atemtechniken ganz unbewusst in anstrengenden Situationen anwende oder wenn ich mich ganz auf den Körper konzentrieren möchte.

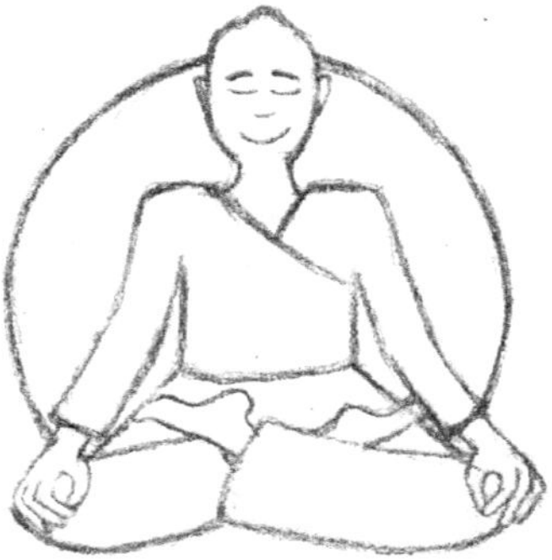

Ishti: Überprüfe deinen Atem. Ist er zu flach, erlerne eine Atemtechnik, wie z.B. die tiefe Bauchatmung.

Bodyscan

Der Bodyscan ist eine der grundlegenden Tiefenentspannungstechniken und gehört auch zum Übungsprogramm der Achtsamkeit. Das Ziel ist es, den Kontakt zum Körper herzustellen und im gegenwärtigen Moment anzukommen. Wir gehen geistig durch den Körper hindurch, von unten nach oben, oder auch von links nach rechts, oder von oben nach unten. Es gibt viele Variationen des Bodyscans.

Übungsbeispiel Bodyscan

- Mache es dir bequem und spüre bewusst deinen Körper und die Kontaktstellen zum Boden. Visualisiere, wo er sich im Raum befindet.
- Durchlaufe jetzt alle Körperteile, ohne zu werten, so als wärest du ein Besucher, der die einzelnen Orte zum ersten Mal entdeckt. Gehe dann mit deiner ganzen Achtsamkeit zum linken Fuß. Spüre zunächst jeden einzelnen Zeh, die Fußsohle, die Ferse, den Fußrücken, den ganzen linken Fuß. Dann gehe das linke Bein nach oben und fülle es dabei von innen mit Bewusstheit: Fußgelenk, Schienbein, Wade, Knie, Oberschenkel. Nimm jetzt das ganze linke Bein wahr und wie es sich anfühlt - von innen und außen, vielleicht im Kontakt mit dem Boden, dem Kissen, der Decke etc. Nimm die geringsten Empfindungen achtsam wahr. Lass dir Zeit. Gehe jetzt über den Bauch- und Beckenraum zum rechten Fuß, Bein, Becken, Rücken, Bauch, Brust, zu den Fingern, Händen, Armen, Schultern, zum Hals, Kopf, Gesicht usw.
- Nimm dir für alle Regionen Zeit und spüre dabei deinen Atem im ganzen Körper. Beobachte, wie sich die Empfindungen verändern.

Der Bodyscan nutzt ein physiologisches Entspannungsgesetz: Ein Muskel, der bewusst gespürt wurde, kann besser entspannen. Unter Stress haben wir keine Zeit, uns selbst wahrzunehmen. Wir haben eher die Gefahr im Fokus und die Reaktionsmöglichkeiten, die uns zur Verfügung stehen. Nehmen wir uns aber bewusst Zeit, uns selbst zu spüren, dann wird dem Organismus signalisiert, dass die Gefahr vorbei ist. Sich selbst zu spüren und geistig durch den Körper zu gehen, ist wie ein Entwarnungssignal für den ganzen Organismus. Der Bodyscan ist eine uralte Methode, die im Yoga und im Buddhismus Teil der Beobachtungsmeditation oder als Achtsamkeitsmeditation bekannt ist.

Autogenes Training

Diese Entspannungsmethode, die auf Autosuggestion basiert, wurde von dem Berliner Psychiater Johannes Heinrich Schultz aus der Hypnose weiterentwickelt und 1932 erstmals in dem Buch "Das autogene Training" veröffentlicht. Die Wirksamkeit wurde in vielen Studien nachgewiesen. Durch Selbstsuggestion in Stresssituationen kann man zu rascher Entspannung kommen. Das autogene Training hilft bei Nervosität, Schlafstörungen, psychosomatischen Beschwerden wie Kopfschmerzen, Verdauungsstörungen oder Bluthochdruck. Am besten lernt man es unter Anleitung in einem Kurs und nimmt sich dafür einige Wochen Zeit. Die Übungen sollten täglich für mindestens fünf Minuten durchgeführt werden.

Die einzelnen Sätze der jeweiligen Übung werden drei bis sechsmal im Geiste wiederholt. Hier die sieben Übungen:

1. Die Ruhe-Übung: Schließe die Augen und stelle dir den Schriftzug "Ich bin ganz ruhig, nichts kann mich stören" vor. Das beruhigt und stärkt die Konzentration.
2. Die Schwere-Übung: Sage dir gedanklich "Die Arme und Beine sind ganz schwer."
3. Die Wärme-Übung: Sage dir geistig "Die Arme und Beine sind warm". Fördert die Durchblutung der Gliedmaßen.
4. Die Atem-Übung: Sage dir "Mein Atem fließt ruhig und gleichmäßig". Lasse deinen Atem natürlich fließen und er wird sich ganz von alleine beruhigen. Wirkt entspannend.
5. Die Herz-Übung: Stelle dir den Wortlaut "Mein Herz schlägt ruhig und regelmäßig" vor.
6. Die Sonnengeflechts-Übung. Sage dir "Mein Körper wird strömend warm".
7. Die Kopf-Übung: Sage dir "Der Kopf ist klar, die Stirn ist kühl." Hilft beim Wachbleiben und steigert die Konzentration.

Mit zunehmendem Training verstärkt sich die Wirkung der Übungen.

Progressive Muskelrelaxation nach Jacobson

Bei dieser Entspannungsmethode nach dem amerikanischen Arzt Edmund Jacobson handelt es sich um eine willentliche und bewusste An- und Entspannung bestimmter Muskelgruppen. Nacheinander werden die einzelnen Muskelpartien in einer bestimmten Reihenfolge angespannt, die Muskelspannung wird jeweils kurz gehalten und anschließend gelöst. Der Wechsel zwischen An- und Entspannung und die Senkung der Muskelanspannung danach kann einen Zustand tiefer Entspannung des ganzen Körpers entstehen lassen.

Beginne z.B. mit dem linken Bein, hebe das Bein an, spanne es an, der Fuß ist angezogen, die Muskeln sind aktiv, anspannen, halten, halten und dann lasse los. Gehe so durch alle Gliedmaßen des Körpers.

Es werden in jeder größeren Stadt Kurse angeboten. Die progressive Muskelrelaxation wird z.B. erfolgreich bei Angststörungen, arterieller Hypertonie, Kopfschmerzen, Schlafstörungen und Stress eingesetzt.

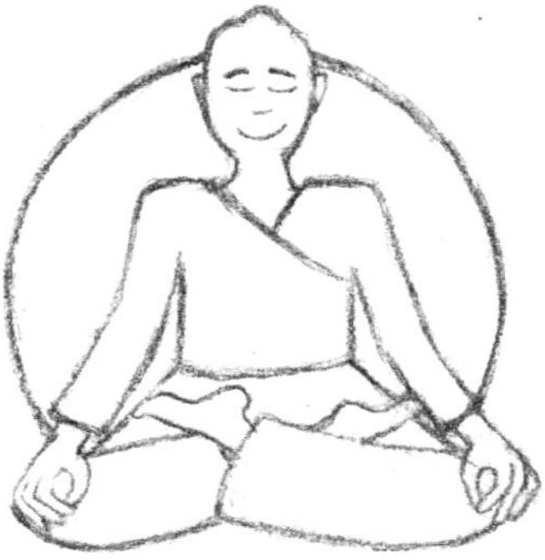

Ishti: Werde dir deiner wahren Natur bewusst, und wenn du bemerkst, dass dir deine Lebensgeschwindigkeit schadet und zu einer erhöhten Spannung führt, oder du aufgrund deiner Erkrankung stark angespannt bist, dann erlerne unbedingt eine Entspannungstechnik.

Mentale Techniken

Eine Gesprächstherapie kann viele Aspekte deines Denkens beleuchten und dir einige Aha-Erlebnisse ermöglichen. Es kann aber auch sein, dass dir 40 Stunden bewilligt wurden, in denen du nichts Nennenswertes gelernt hast, und der Therapeut nur als Seelenmülleimer tätig war. Vielleicht hast du auch schon mehrere Entspannungskurse hinter dir, und doch fehlt dir noch etwas zur Heilung. Wirklich an sich zu arbeiten, kann durchaus große, wenn nicht sogar großartige Veränderungen herbeiführen. Versuchen wir es doch dieses Mal auf der mentalen Ebene. Wir können hier selbst sehr effektiv an uns arbeiten.

Also schau noch mal genau hin. Es ist wichtig, die eigene Persönlichkeit einmal genau zu betrachten, um negative Charakterzüge zu bekämpfen. Negative Charakterzüge sind durch Vererbung, Nachahmung und durch die überholten Glaubenssätze, die wir verinnerlicht haben, entstanden. Diese Glaubenssätze können z.B. durch positives Denken oder Imaginations- und Suggestionstechniken gelöscht und ersetzt werden. Eltern sind nicht darin ausgebildet worden, Kinder zu erziehen, und so kann der ein oder andere noch ein wenig Arbeit vor sich haben, um die alten Strukturen, die seine Eltern unwissentlich in ihm angelegt haben, aufzulösen. Ungeliebte Kinder werden z.B. selten gelobt und bestärkt in dem was sie tun, was dazu führt, dass sie später unter Minderwertigkeitskomplexen leiden. Menschen mit Minderwertigkeitskomplexen denken meistens negativ. Hinzu kommt, dass diese Schwarzmaler unbewusst um ihre Charakterschwäche wissen und unter Schuldgefühlen leiden. Es gibt so viele Menschen mit unzähligen negativen Charakterzügen, für die sie gar nichts können, z.B.: negatives Denken, Minderwertigkeitsgefühle, fehlendes Selbstvertrauen, Aggressionen, Wut, Neid, Feindseligkeit, ständiges Besorgtsein, Selbstsucht, geringe Belastbarkeit und vieles mehr. Um negative Charakterzüge zu beseitigen, gelangen wir durch Hinschauen zur Einsicht. Wenn wir die Ursachen erkennen und den Willen haben, an uns selbst zu arbeiten, können wir uns mit ein paar Techniken, Formeln und etwas Zuversicht so grundlegend ändern, dass wir zu einem positiven Körper- und Lebensgefühl gelangen.

Deine Mitmenschen

Wie siehst du andere? Fühlst du dich als Teil der Gesellschaft? Wir gehören nicht nur dann zur Gesellschaft, wenn wir hohe Steuern zahlen oder gemeinnützige Arbeit leisten. „Es scheint, dass für den Durchschnittsmenschen nichts schwerer zu ertragen ist, als das Gefühl, keiner größeren Gruppe zuzugehören", sagte schon der berühmte Psychologe Erich Fromm. Wechselt man die Perspektive, sieht man, dass man ein Teil der Nachbarschaft sein könnte, ein Stadtbürger, ein Familienmitglied, ein Erdenbürger und vieles mehr. Es tut gut, ein Teil einer Gemeinschaft zu sein. Wir sind mit anderen verbunden und sollten diese Verbundenheit auch fühlen und leben.

Psychische Probleme stehen zumeist in Zusammenhang mit zwischenmenschlichen Beziehungen - also ist es sinnvoll, diesen Bereich zu beleuchten. Ein Klient klagte häufig über Migräne und ständiges Grübeln sowie depressive Verstimmungen. Besonders nach der Arbeit ging es ihm schlecht und wir reflektierten gemeinsam Verhaltensweisen und Aussagen seiner Kollegen, die ihn stark verunsicherten. Er verstand langsam, wie seine Erziehung und seine Sozialisation in Zusammenhang mit seinen derzeitigen Befindlichkeiten standen. Nun ereignete sich Folgendes: Aufgrund der Corona-Krise verbrachte er viele Wochen ohne Beschäftigung zu Hause und traf sich nur mit seiner Freundin, mit einer Psychologin und mit mir, also mit Menschen, die seine Persönlichkeit und seine Beschwerden sehr gut kannten, und denen er vertraute. Die Treffen fanden meist draußen in der Natur statt und die Sonne schien oft. So bemerkten wir eines Tages, während wir uns gemeinsam auf einer Bank sonnten, dass nahezu alle seiner Beschwerden verschwunden waren. Er grübelte kaum, schlief gut, hatte keine Migräneattacken und war guter Dinge. Uns wurde klar, wie sehr seine Beschwerden aus dem Kontakt mit fremden Menschen und Kollegen resultieren. Ohne diese Menschen traten weder Unsicherheiten noch Trigger auf. Er bemerkte, wie sehr er ständig in anderen Menschen eine Gefahr sah, und zwar die, verletzt oder abgelehnt zu werden, oder auch im Vergleich zu diesen schlechter dazustehen. Vielleicht trugen auch die Sonne, die Natur und die Entspannung, die diese Zwangspause mit sich brachte, zur Besserung der Befindlichkeit bei. Genau wissen wir es nicht, aber mit Wiederaufnahme der Beschäftigung und der Normalität, aus der sich wieder Kontakte zu vielen Menschen ergaben, kamen auch die Beschwerden zurück.

Nun schau auch du mal, wie du deine Mitmenschen siehst. Interessierst du dich für sie? Kritisierst und bewertest du sie vor allem oder sind sie gar Feinde für dich? Sei nicht neidisch, sondern erkenne die Vorzüge anderer an, indem du ihnen vielleicht sogar Komplimente machst. Das ist der beste Weg, Neid abzubauen. Kritik an anderen ist immer eine heikle Angelegenheit. Inzwischen wurde sogar herausgefunden, dass Menschen, die nicht urteilen, klarer entscheiden können, effektiver handeln und glücklicher sind. Jede Bedeutung, die wir einer Sache geben, kommt nur aufgrund der Summe unserer vergangenen Erfahrungen zustande. Wir sehen die Dinge nicht, wie sie sind, sondern so, wie wir sind. Häufig kritisieren wir genau das, was uns an uns selbst stört. Mal abgesehen davon, sind es doch nie unsere Kritiker, sondern immer die Menschen, die positiv waren und an uns glaubten, die prägend für uns waren, oder?

Andersherum frage dich, ob du es vielleicht allen recht machen möchtest und von jedem gemocht werden möchtest. Das schränkt dich sehr in deiner Freiheit ein, denn es ist so gut wie unmöglich, von allen gemocht zu werden. Damit sollte man sich schnell abfinden. Persönliche Freiheit ist ein sehr wertvolles Gut.

Bei der Arbeit mit psychisch kranken Menschen geht es häufig darum, Rückzugstendenzen entgegenzuwirken. Viele Probleme entstehen gar nicht, wenn wir nicht in Kontakt mit anderen sind. Aber wir sind nun mal soziale Wesen. Häufig ist der Mensch die beste Medizin für den Menschen. Die meisten meiner Klienten neigen dazu, sich zuhause einzuigeln, sei es aus Scham, weil sie keinen Antrieb haben, wegen ihrer sozialen Phobie oder wegen des Problems, die Wohnung nicht alleine verlassen zu können. Das kann eine Weile in Ordnung sein, führt aber auf Dauer zu einer tiefen Einsamkeit.

Eine meiner Klientinnen hatte aufgrund ihrer Erkrankung die meisten ihrer sozialen Kontakte eingestellt. Sie akzeptierte sich selbst nicht mehr in ihrem „So-Sein" mit den vielen Symptomen und schlechten Gefühlen und wollte sich auch keinem anderen mehr zumuten. Und hier liegt auch der Schlüssel zur Heilung - sich und die Situation so annehmen, wie sie gerade ist. Ich bin mir sicher, dass all ihre Freunde Verständnis für ihre Erkrankung gehabt hätten. Es gab aber noch eine weitere Hürde, die ihr Schwierigkeiten bereitete. Ihr zweites Problem war die Tatsache, dass das Leben ihrer Freunde einen tiefen Neid in ihr hervorrief, der ihr zudem ein Gefühl des Versagens vermittelte. Das zeugt von einem Mangel an Selbstliebe und von Selbstwertproblemen. Sie begann, sich nur noch mit Menschen zu treffen, die sie aus Kliniken kannte, und die von ähnlichen psychischen Krankheiten betroffen waren. Dieses kann gut dosiert guttun, damit sich der Betroffene nicht so alleine fühlt, führt aber auf Dauer zu einem Leben in einer Parallelgesellschaft, wo sich die Gespräche ständig um Krankheit drehen. In ihrem Fall hat sich durch harte Arbeit an sich selbst alles zum Guten gewendet und sie hat sich ihr altes Leben Stück für Stück zurückerobert.

Es kann auch enorm zur Heilung beitragen, wenn wir beginnen, für andere nützlich zu sein und uns um das Wohlergehen anderer zu kümmern. Eigene Probleme treten in den Hintergrund und es stellt sich ein Gefühl von Glück, Frieden und Freude ein. Nach den buddhistischen

Lehren ist nicht unsere Gesundheit die Hauptsache, sondern unser Nutzen für andere. Selbstsucht bringt uns Menschen dazu, uns selbst und anderen weh zu tun, und führt zu einer großen Anspannung im Herzen, wohingegen anderen zu dienen zu Freude führt. Wir vergessen unser Unglück, wenn wir unsere Mitmenschen glücklich machen, und tun uns dann Gutes, wenn wir anderen Gutes tun. Es soll aber nicht darum gehen, Dankbarkeit zu erwarten, sondern um die Freude am Geben. Jesus soll zehn Aussätzige geheilt haben, von denen ihm nur einer dankte.

Wir alle träumen von der idealen Menschheit, tolerant, sanft, friedlich, je nachdem. Eine gute Übung ist es, sich regelmäßig die Frage zu stellen, ob die Art, wie wir in der Welt sind, dem entspricht, wie wir uns die Welt erträumen. Gibt es da eine Diskrepanz? Helfe ich anderen so, wie ich es mir wünsche? Bewältige ich Konflikte so? Behandle ich meine Mitmenschen so? Bin ich eher ein Teil des Problems oder ein Teil der Lösung? Gewöhn dir an, dir diese Frage regelmäßig zu stellen.

Übung: Mein bestes Ich

- Versuche einmal für einen Tag „dein bestes Ich“ an den Tag zu legen, d.h., sei an diesem Tag immer ganz bei dir und versuche, so edel und gut oder so vernünftig und rational zu sein, wie es geht. Je nachdem, was deine Vorstellung von „deinem besten Ich“ ist, verhalte dich an diesem Tag so. Überlege, was „dein bestes Ich“ denkt, sagt, oder wie es reagiert. Versuche, so zu sein.
- Lass den Tag vorm Zubettgehen noch einmal an dir vorbeiziehen. Wie hat es sich angefühlt? Vielleicht möchtest du noch einen weiteren Tag „dein bestes Ich“ sein, oder vielleicht sogar immer.

Yogatechnik: Von anderen gesehen werden

Möchtest du mehr beachtet werden und gehst häufig unter, probiere folgende Technik aus:

- Begib dich an einen Ort mit Menschen, z.B. in einen Park.
- Versuch dann, dich nicht mehr auf deinen Körper zu konzentrieren, denn immer, wenn du das tust, wirst du von anderen nicht gesehen.
- Konzentriere dich auf die anderen, sieh dir die Menschen an, die um dich herum sind, die dir entgegenkommen oder neben dir sitzen.
- Nimm wahr, was passiert.

Dieses ist eine sehr alte Technik. Du wirst dich vermutlich darüber wundern, wie einfach es ist, von anderen wahrgenommen zu werden, und die Beachtung wird dir guttun.

Ich habe meinem Mann einmal von dieser Technik erzählt, während wir einen ausgiebigen Spaziergang machten. Er konnte sich darunter nichts vorstellen und so zeigte ich ihm, was ich meinte. Nachdem wir ca. die Hälfte des Weges hinter uns gelassen hatten und vielen Menschen begegnet waren, bat ich ihn, gemeinsam mit mir, die Konzentration unauffällig auf die Leute, die uns begegneten, zu richten. Das Ergebnis war, dass uns jeder offensichtlich wahrnahm und grüßte. Er war so überrascht, dass er fragte, ob ich mit allen Leuten vorher telefoniert hätte, damit alle auf der ersten Hälfte des Weges uns nicht zur Kenntnis nehmen und alle Fußgänger auf der zweiten Hälfte des Weges uns grüßen sollten. Diese Technik funktioniert einfach.

Kleiner Exkurs: Die „Sich selbst erfüllende Prophezeiung“

Was unsere Einstellung mit uns selbst und anderen macht, macht das Rosenthal-Experiment aus den 60-er Jahren deutlich. Vermeintliche Wissenschaftler wählten willkürlich einige Schüler einer amerikanischen Grundschule aus und erklärten den Lehrern, diese seien besonders begabt und das würde sich in Zukunft zeigen. Tatsächlich wurde die Prophezeiung wahr, obwohl die Kinder in Wirklichkeit beliebig ausgewählt worden waren. Allein die Erwartung der Lehrer führte zu diesem positiven Effekt. Man nennt dieses Phänomen „Sich selbst erfüllende Prophezeiung“.

Das zeigt sich auch bei Mitarbeitern und Führungskräften. Eine wohlwollende Leitung, die Positives von ihren Mitarbeitern erwartet, wird mit einer guten Leistung ihrer Mitarbeiter belohnt. Es ist sehr förderlich, unseren Mitmenschen einen gesunden Vertrauensvorschuss zu schenken und Gutes zu erwarten. Aber auch uns selbst gegenüber ist eine gute Erwartungshaltung einer negativen vorzuziehen. Sind wir überzeugt davon, dass uns andere Menschen nicht mögen, so werden wir vermutlich in einer passiven, zurückgezogenen Haltung verharren und Annährungsversuche von Mitmenschen falsch deuten. Andersherum kann eine positive „Sich selbst erfüllende Prophezeiung“ Heilung und Wohlbefinden sehr fördern. So erklärt sich der Placeboeffekt, bei dem wir in unserer Genesung fortschreiten, weil wir der Heilkraft eines Medikamentes vertrauen.

Die machtvolle Wirkung des Placeboeffektes sollten wir uns einmal bewusstmachen: In Studien wirkten die Zuckerpillen oft genauso oder stärker als das eigentliche Medikament. Alleine der Gedanke, ein hilfreiches Medikament einzunehmen, kann also schon heilen. Leider gibt es auch den negativen Placeboeffekt, den Noceboeffekt: Die Zuckerpille löst entsprechende unangenehme Nebenwirkungen aus, die von dem eigentlichen Medikament erwartet werden. So gab es schon Menschen, die in lebensbedrohlichen Zuständen waren, weil sie dachten, sie hätten tödliche Pillen eingenommen. Der Zustand besserte sich erst, als ihnen mitgeteilt wurde, dass sie nur Zuckerpillen eingenommen hatten.

Es ist so, dass der Placeboeffekt tatsächlich messbare, neurochemische Veränderungen in Gehirn und Körper schafft, was bedeutet, dass wir uns selbst quasi umprogrammieren können. Unsere Erwartungshaltung und unsere Gedanken können uns heilen und unser Leben ändern, aber dazu komme ich später noch.

Der reiche Bettler

Es war einmal ein Bettler, der in seinen Lumpen am Wegesrand um Almosen bat. Da kam eine Frau auf ihn zu und sagte: „Geh nach Hause und sieh dich dort um. Du brauchst nicht zu betteln. Du kannst gleich heute ein König sein." „Was redest du für einen Unsinn. Ich bettle seit vielen Jahren und wenn ich mein ganzes Leben lang weiter bettle, werde ich trotzdem kein König werden. Was du sagst, ist vollkommen absurd. Niemals könnte ich jetzt sofort ein König sein", antwortete der Bettler verdutzt. „Glaube mir", antwortete die Frau beharrlich, „in deinem Haus ist ein Schatz verborgen." Der Bettler aber war an seine Bettelhaltung gewöhnt und glaubte fest an sein Betteldasein. Er ging am Abend müde in seine Hütte und erinnerte sich an die Worte der seltsamen Frau. Er begann ihren Worten Glauben zu schenken und zu graben und fand einen großen Schatz. Augenblicklich war er kein Bettler mehr, sondern ein König. Also beginn auch du zu graben.

Die Einstellung zu uns selbst

Um überhaupt eine gesunde Beziehung zu anderen Menschen haben zu können, ist es unumgänglich, zuerst zu uns selbst respektvoll und fürsorglich zu sein. Wenn wir diese Fürsorge von anderen (z.B. Lebensgefährten, Familienmitgliedern, Freunden, Kollegen) erwarten, begeben wir uns in eine unbewusste Abhängigkeit, die unser Wachstum verhindert. Gelingt es uns aber, auf uns selbst zu achten, uns selbst Gutes zu tun, dann können wir das auch für andere. Es ist grundfalsch, diese Fürsorge zum Beispiel von unserem Partner zu verlangen, und uns selbst in eine kindliche, abhängige Rolle zu begeben.

Ich beriet eine Zeit lang eine junge Frau, die meine Hilfe nur in Maßen annehmen konnte, obwohl ich bei ihr einen sehr hohen körperlichen und auch psychischen Hilfebedarf erkannte. Sie war stolz darauf, gemeinsam mit ihrem auch psychisch erkrankten Lebensgefährten das Leben zu stemmen und betonte oft, wie gut sich die beiden ergänzten. Dieses war auch rührend anzusehen, doch häuften sich die Streitereien zwischen den beiden und das immer dann, wenn es beiden schlecht ging. Die Lage spitzte sich zu, als der Lebensgefährte ernsthafter erkrankte und sich aufgrund seiner Depression über mehrere Wochen in eine Klinik begab. Die junge Frau fühlte sich verlassen und verraten und geriet durch die hohe Belastung, die das Leben alleine im Alltag mit sich brachte, ebenfalls in eine Krise. Um ihre Not deutlich zu machen, drohte sie ihrem Freund, die Beziehung zu beenden, würde er nicht bald zurückkommen. Leider gab es kein Happy End. Die Klientin verzog in ihre Heimatstadt, um sich dort von ihrer Familie helfen zu lassen.

Ich kann nur dazu raten, dir selbst die Hilfe zu holen, die du benötigst. Den Dienst eines professionellen Helfers in Anspruch zu nehmen ist keine Schande. Dafür ist unser Sozialsystem da - der eine kann mehr dazu beitragen, der andere weniger, aber wir alle können in die Lage kommen, vom Sozialsystem aufgefangen werden zu müssen. In diesem Fall waren beide Beziehungspartner in ihren Kind-Ich-Rollen und sehnten sich danach, von ihrem Partner aus der Eltern-Ich-Rolle behandelt und gepflegt zu werden. Ich habe schon andere Paare mit psychischen Erkrankungen erlebt, die sich beide separat darum bemüht haben, ein Helfersystem aufzubauen, um die Beziehung nicht zu gefährden. Die Hilfe soll ja gerade dazu führen, dass Betroffene sich selbst annehmen lernen und Selbstfürsorge und auch Selbstliebe kultivieren, bis die Hilfe von außen nicht mehr notwendig ist.

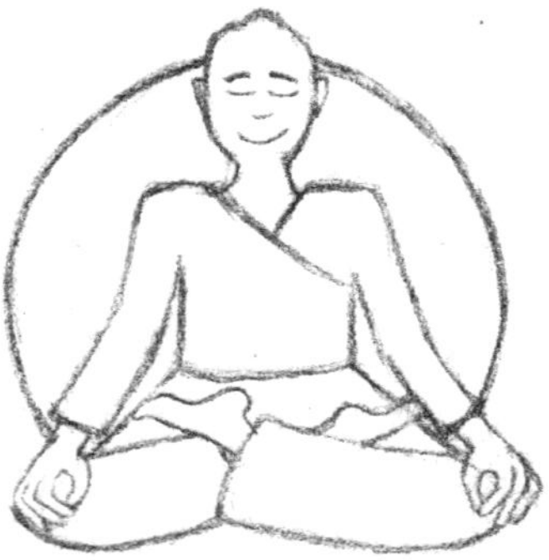

Ishti: In Indien sagt man „Namaste", was so viel heißt wie „Ich grüße das Göttliche in dir." Schau auf das Positive in deinem Gegenüber und interessiere dich für es. Du wirst es zurückbekommen. Sei frei und akzeptiere, dass dich nicht jeder mag. Das ist gut so. Lebe so, wie du möchtest, dass die Menschheit sein soll und erwarte Gutes. Kümmere dich auch um dich selbst und löse dich von Abhängigkeiten.

Opfer oder Schöpfer

Man nehme ein Elternteil, welches sein Kind stets negativ bewertet und bestraft, anstatt aufbaut und lobt, dazu vielleicht noch etwas Vernachlässigung, die zu traumatisierten Situationen führte, und schon hat man einen Sog im Kopfe eines Kindes erschaffen, der wie ein Strudel ähnliche Situationen, Negativität und weitere Bestrafungen anzieht. Das kleine Wesen wurde darauf eingestimmt und schwingt nun auf dieser Frequenz. Auch das ist ungerecht und tragisch, gibt es doch das Nachbarkind, dem alles zufliegt und dessen Leben erfolgreich verlaufen wird, aber so ist nun einmal. Vorerst.

Hierfür gibt es eine Lösung. Das, was bei vielen Menschen aufgrund ihrer unglücklichen Sozialisation zu einem genauso unglücklichen Leben als Opfer geführt hat, resultiert aus dem Gesetz der Analogie. Dieses besagt, dass die negativen Glaubenssätze, die wir vielleicht auch unbewusst in uns tragen, unser Leben kreieren. Unsere innere Welt erschafft unsere äußere Welt. Nun gilt es, dieses zu verändern. Das positive Denken, wozu ich später noch komme, ist hier der erste Schritt, sollte aber noch ausgebaut werden. Es ist wichtig, nicht nur positiv zu denken, sondern auch fest an eine positive Veränderung zu glauben. Unsere positiven Gedanken sollten mit positiven Gefühlen gekoppelt werden. Es hört sich vielleicht ein wenig abstrakt an, aber ist dir erst einmal klar, dass alleine du mit deiner inneren Welt deine äußere Welt erschaffst, bist du schon aus deiner Opferrolle herausgeschlüpft, denn dann übernimmst du Verantwortung für dein Leben. Es ist mehr als wichtig, aufzuspüren, wann du wieder in deine Opferrolle geschlüpft bist. Verlasse sie sofort wieder, sonst ziehst du das an, was du dein Leben lang angezogen hast. Beende das.

Menschen mit einer starken Opfermentalität finden zum einen immer andere, die an ihren Problemen schuld sind, und werden zum anderen nie selbst aktiv, um ihre Probleme zu lösen. Ich habe es oft erlebt, dass meine Klienten sich in der Opferrolle befinden und habe das Gefühl, dass es vielen darum geht, verstanden zu werden und darum, nicht das Gefühl von Schuld tragen zu müssen. Der Schritt aus der Opferrolle ist sehr schwer und führt bei vielen zu der Frage, ob sie dann etwa selbst schuld seien, wenn es einfach nur ihres Handelns bedarf. Das ist natürlich Unsinn, aber es ist ein schwieriger Prozess aus der Erstarrung zur Selbstwirksamkeit überzugehen. Häufig benötigen die Betroffenen zuerst einmal jemanden, der versucht sie zu verstehen, sich für sie einsetzt und sie ermutigt. Die Opferrolle kann sehr hartnäckig sein.

Hier ein Beispiel - ein Gespräch mit einer Klientin, die stark mit ihrer Opferrolle identifiziert ist:

Sozialarbeiter: „Frau N., so schlecht wie es ihnen geht, würde ich vorschlagen, dass wir gemeinsam zum Arzt gehen. Mein Auto steht draußen. Wir können es noch pünktlich zur Akutsprechstunde schaffen."

Frau N.: „Ich gehe nicht mehr zu Ärzten. Das letzte Mal hat der Arzt mich ungerecht behandelt und meine Diagnose angezweifelt. Mir kann niemand helfen."

Sozialarbeiter: „Ich verstehe die Enttäuschung, aber vielleicht ist es diesmal anders. Ich bin ja auch dabei. Sie haben Suizidgedanken geäußert. An diesem Punkt sollte man einen Arzt zu Rate ziehen."

Frau N.: „Nein, der hat mir letztes Mal auch kein Mittel gegeben, das mir hilft. Er hat was gegen mich. Er meinte, Mobbingopfer wie ich seien oft selbst schuld, weil sie etwas unbewusst aussenden, das andere dazu bringt, sie schlecht zu behandeln."

Sozialarbeiter: „Hat er das wirklich genau so gesagt? Nun gut, wir können ja auch einen anderen Arzt versuchen und eine zweite Meinung einholen."

Frau N.: „Ja, genau so hat er es gesagt. Ich habe aber nichts ausgesendet. Ich bin nicht schuld. Ein anderer Arzt ist mir jetzt auch zu viel. Wieder ein neuer Mensch. Mich versteht doch sowieso keiner. Ich bin halt ganz allein. Ich habe eben diese Doppler-Depression. Die Ärzte trauen mir sowieso nie den Umgang mit den Medikamenten zu und geben mir nur so kleine Packungen und die Therapeuten glauben mir nie, dass meine Diagnose stimmt. Weil sie mich immer falsch einschätzen, habe ich schon Monate auf einer falschen Station verschwendet."

Sozialarbeiter: ...

Frau N.: ...

Man könnte den Dialog unendlich fortsetzen. Die Klientin zeigte folgende Merkmale einer Opfermentalität: Schuldzuweisungen, Selbstmitleid, Ausreden und die Angewohnheit, alles persönlich zu nehmen. Nebenbei pauschalisiert sie, schert alle über einen Kamm und wirkt zugleicht um Hilfe bettelnd und abweisend.

Um aus dieser Situation herauszufinden, ist das Erkennen der eigenen Opfermentalität schon der erste Schritt, denn niemand ist dort gerne und bewusst hineingeraten. Nach dieser Erkenntnis sollte sich der Betreffende aber nicht dafür verurteilen, sondern sich so annehmen, wie er ist. Dann kann die bewusste Entscheidung getroffen werden, diese Rolle endlich zu verlassen. Jetzt kann ein Perspektivwechsel Situationen neu beleuchten. Als Opfer fühlen wir uns hilflos und erstarrt, wenn uns Ungerechtes passiert. Wie ist es, wenn wir das Ruder in der Hand haben? Meine Kollegen mobben mich? Moment mal - das muss ich mir nicht antun. Ich beschwere mich und suche mir einen neuen Job, wenn nötig. Die Verantwortung für das Leben wird übernommen. Es wird immer wieder Rückschläge geben, da das Verharren in der Opferrolle oft viele Jahre gedauert hat, aber dranbleiben ist alles. Wichtig ist es, das Selbstwertgefühl zu stärken, damit das Gefühl der Hilflosigkeit und der Wertlosigkeit, das mit der Opfermentalität einhergeht, überwunden wird. Daneben sollten die negativen Glaubenssätze, die den Betroffenen vielleicht unbewusst bedrücken, unbedingt aufgespürt werden.

Yoga Nidra

Da du in tiefer Entspannung und Meditation am besten an deinen Glaubenssätzen arbeiten kannst, empfehle ich Yoga Nidra. Yoga Nidra wurde von Swami Satyananda Saraswati entwickelt. Es ist eine Art yogischer Schlaf. Die Übung bringt dich mühelos in einen Zustand der Entspannung und hilft, einen Vorsatz zu verwirklichen. Es gibt verschiedene Möglichkeiten, diese Technik zu erlernen, z.B. in einer Yogaschule oder durch ein Hörbuch. Sie ist für alle geeignet, die tief entspannen können. Menschen mit sehr schweren unverarbeiteten Traumata oder einer schweren Psychose sollten auf Tiefenentspannungstechniken verzichten oder sich sehr vorsichtig unter Anleitung herantasten. Eine schriftliche Anleitung hat bei dieser Übung keinen Sinn. Besorg dir bei Interesse eine entsprechende Audio-Anleitung.

Schriftliche Übung zur Vergangenheitsbewertung

Für eine bessere Vergangenheit ist es nie zu spät.

- Erinnere dich an eine Situation, in der du dich in einer Opferrolle befandst. Notiere sie.
- Notiere dann darunter deine negative Bewertung der Situation und das negative Selbstbild, das daraus entstanden ist.
- Jetzt zeichne einen Pfeil durch den Text, der die negative Bewertung und das negative Selbstbild beinhaltet und notiere dann darunter, welche mögliche positive Interpretation es dazu geben könnte und welches positive Selbstbild daraus entstehen könnte.

Ein Beispiel: In einer Notsituation hat meine Familie mir keine Obhut gegeben - die Lage hat sich zugespitzt und ich habe Gewalt erfahren, weshalb ich ein posttraumatisches Belastungssyndrom entwickelte - ich bin es nicht Wert, Hilfe zu bekommen, wenn ich darum bitte - ich bin selbst schuld, psychisch krank geworden zu sein > ich war dazu fähig, um Hilfe zu bitten - ich habe alles ganz alleine geschafft und die psychische Erkrankung hat mir mehr Tiefe gegeben - inzwischen geht es mir besser und ich kann sogar anderen helfen, denen es ähnlich ging.

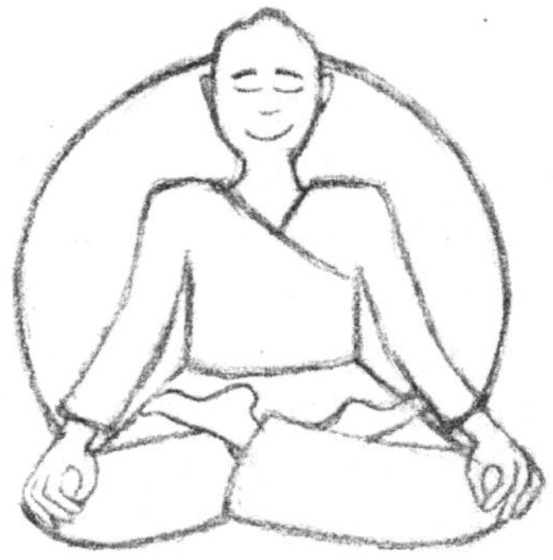

Ishti: Werde dir bewusst, wann du in die Opferrolle schlüpfst, und beende das dann sofort. Klammere dich nicht an deine Opferrolle. Werde Schöpfer und finde wieder zu Selbstwirksamkeit.

Selbstannahme

Um überhaupt wieder genug Energie zu haben, um selbstwirksam handeln zu können, hilft es, erst einmal einfach anzunehmen, was ist. Der Kampf gegen die äußeren Umstände, sei es Armut, psychische Krankheit oder ein anderer Umstand, dem wir ausgesetzt sind, raubt enorm viel Kraft und verhindert somit unsere Fokussierung auf ein besseres Leben. Anstatt uns mit der positiven Realität, die wir gerne hätten, auseinanderzusetzen, sind wir mit dem negativen Zustand verhaftet und schenken ihm durch unseren Widerstand enorm viel Energie.

Selbstannahme bedeutet, uns so zu akzeptieren, wie wir sind, und das mit unseren Stärken, Schwächen, Talenten und Kräften. Der ein oder andere hatte vielleicht das Glück, in seiner Kindheit einen Menschen an seiner Seite gehabt zu haben, der ihn bedingungslos liebte, vielleicht ein Elternteil oder eine Oma. Viele aber wurden vernachlässigt, niemals umarmt und haben keine Liebe empfangen. Einige wurden eher als Fußabtreter benutzt oder sogar missbraucht.

Um wieder in unsere Mitte zu kommen, ist es nötig, nach innen zu schauen und all die Trauer, Wut, Hilflosigkeit, Scham und Verzweiflung in uns zu umarmen und sich liebevoll zu sich selbst hinzuwenden. Da jeder Mensch seine eigene individuelle Art hat, wieder zu seiner inneren Mitte zu kommen und zu heilen, muss jeder für sich das wirksamste Mittel finden. Wenn wir in unserer Mitte sind, fühlen wir Frieden und Liebe und kritisieren, verurteilen und vergleichen nicht. Es ist unmöglich, in eine Opferrolle zu rutschen, wenn wir in unserer Mitte sind.

Es ist so, dass Menschen mit psychischen Erkrankungen häufig nicht mehr in ihrer Mitte sind. Sie wieder zu erreichen kann Heilung bedeuten. Sich selbst anzunehmen, fällt gerade denen schwer, die gegen eine zähe psychische Beeinträchtigung ankämpfen. Daraus folgt, dass die Energiereserven für diesen Kampf völlig aufgebraucht werden. Das Gefühl, unter einer „Störung" zu leiden und mit einer Diagnose stigmatisiert zu werden, macht es den Betroffenen schwer, aus der Verwirrung und der Wut wieder zur Freude zu kommen und sich selbst auch mit diesem psychischen Phänomen anzunehmen und zu lieben. Häufig führte die Tatsache, in der Kindheit nicht geliebt worden zu sein, zu Schmerz. Um diesen Schmerz wieder aufzulösen, benötigen wir Liebe, und das bedeutet, es kann heilend wirken, unsere Symptome, unseren Schmerz, mit Liebe zu betrachten.

Übung zur Selbstliebe

- Mache es dir bequem und schließe die Augen. Wenn du willst, kannst du auch eine Entspannungstechnik durchführen.
- Stell dir dann vor, du als Erwachsener kümmerst dich um dein inneres Kind. Dieses Kind, das verletzt und krank ist, vielleicht wütend oder depressiv oder voller Ängste, benötigt deine Fürsorge und Liebe. Sei achtsam und zugewandt zu ihm und gib ihm das, was es braucht - vielleicht nimmst du es an die Hand oder umarmst es, sprichst oder spielst mit ihm.

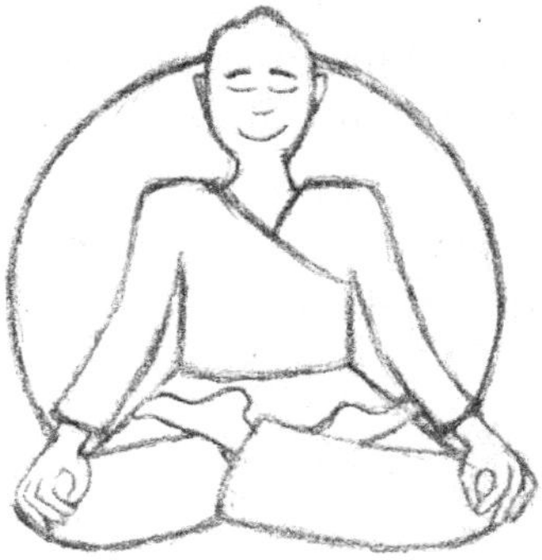

Ishti: Du bist genau so richtig, wie du jetzt bist. Übe dich in der Kunst der Selbstannahme und versuche, dir und deinen Leiden mit Liebe zu begegnen.

Die Wunderfrage

Die Wunderfrage wurde von dem amerikanischen Psychotherapeuten Steve de Shazer entwickelt. Sie wird häufig in Kurzzeittherapien und Coachings verwendet. Es geht darum, aus dem Problemzustand herauszukommen, und einen Zielzustand zu visualisieren:

- Stell dir vor, du gehst heute Abend wie immer ins Bett. Während du heute Nacht schläfst, geschieht ein Wunder. Es besteht darin, dass die Probleme, unter denen du derzeit leidest, gelöst sind. Da du aber schläfst, weißt du nicht, dass deine Probleme gelöst sind.
- Was wird morgen früh, nachdem du aufgewacht bist, anders sein? Woran merkst du, dass ein Wunder geschehen ist? Woran erkennst du zuerst, dass etwas anders ist?

Es ist sinnvoll, sich genau vorzustellen, wie die Realität mit diesem Wunder aussehen könnte, denn in diesem Moment ist die negative Gedankenspirale durchbrochen und wir malen uns einen Zielzustand aus. Es ist gut zu wissen, was genau wir eigentlich wollen. Der „Trick“ der Wunderfrage besteht darin, dass über diese Phantasie die Einwände gegen Lösungen umgangen werden und wir einfach frei wünschen dürfen. Unser Gehirn entscheidet kaum zwischen Realität und Phantasie und so werden Zielzustände wie von selbst aktiviert. Wir können diesen Zustand auch tief in unserem Geist verankern.

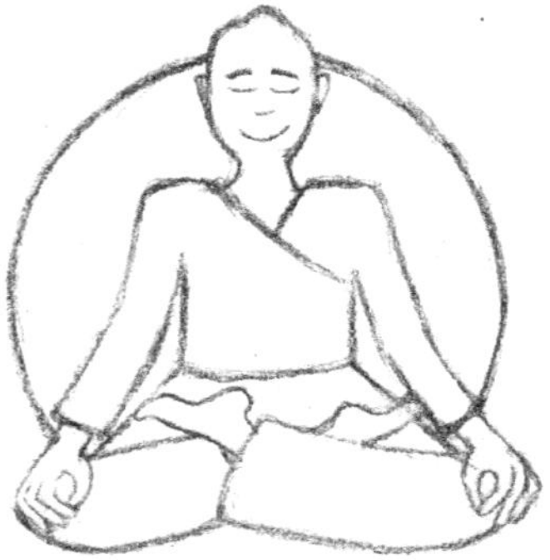

Ishti: Stell dir die Wunderfrage. Geh noch weiter. Stell dir einen Film vor, der über dein Wunder gedreht wurde. Was ist zu sehen?

Über das Wünschen

„Unsere Wünsche sind Vorgefühle der Fähigkeiten, die in uns liegen; Vorboten desjenigen, was wir zu leisten imstande sein werden.“

Johann Wolfgang von Goethe

Eigentlich ist der Mensch dazu veranlagt, immer nach etwas zu streben. Sobald ein Kind alles hat, beginnt es sein Umfeld zu nerven. Das konkrete Wünschen scheint aber in unserer westlichen Kultur offenbar aus der Mode gekommen zu sein. Nur so kann ich mir erklären, dass viele meiner Klienten große Schwierigkeiten haben, sich eine Zukunft auszumalen, die sie für wünschenswert halten. Ich erinnere mich an eine Klientin, die die Wunderfrage einfach nicht beantworten konnte. Immer wieder sagte sie, sie könne sich doch nicht einfach unrealistische Dinge wünschen. Sie wollte nicht unverschämt sein. Ihr fiel es sogar schwer, sich kleinste Verbesserungen auszumalen. Immer, wenn sich ein Gedanke an eine bessere Zukunft zu bilden begann, äußerte sie große Bedenken bezüglich ihres Wunsches. „Aber das geht doch nicht. Das wäre ja auch zu viel verlangt. Ich weiß ja, dass das nicht möglich ist.“ Solche und viele weitere Gedanken hinderten sie am Wünschen, hinderten sie an einer schöneren Realität.

Somit möchte ich hier einmal klarstellen, dass sich jeder die gesamte Fülle des Universums wünschen darf. Warum denn nicht? Oder mal anders herum gefragt: Wie soll sich ein Leben ändern, wenn der Betreffende nicht einmal dazu in der Lage ist, sich positive Änderungen vorzustellen. Ein Wunsch ist ein kreativer Prozess, und wenn er von ganzem Herzen kommt, dann ist die Kraft des Wunsches mächtig. Diese Kraft mobilisiert uns, hilft dabei, an uns zu glauben, und vertrauen zu lernen.

In der Bhagavadgita, einer sehr alten indischen Schrift über die Yogaphilosophie, steht: „Was immer es ist, an das wir tief glauben - wir werden es im Leben bekommen." Auch die Bibel bietet ähnliches: „Darum sage ich euch: Alles, was ihr betet und bittet, glaubt nur, dass ihr's empfangt, so wird's euch zuteilwerden." Also gilt es, einen Wunsch zu formulieren, der von Herzen kommt. Möchtest du, dass er in Erfüllung geht, dann setze dich dafür ein und sei stolz darauf, dass du diesen Wunsch hegst und dafür die Verantwortung trägst. Vertraue einfach auf die Kraft deines Wunsches und erzwinge und erwarte erst mal nichts. Das Glück neigt dazu, dich gerade dann zu überraschen, wenn du es nicht erwartest.

Wunschübung

- Wiederhole die Lebensumstände, die du dir wünschst, so wie Gesundheit, Liebe, Erfolg und Fülle, und glaube fest daran, um sie in dein Leben zu ziehen.
- Notiere dir zehn deiner größten Herzenswünsche. Nimm dir jeden Tag einen der zehn Wünsche und male dir in der Gegenwartsform aus, wie seine Erfüllung aussieht.

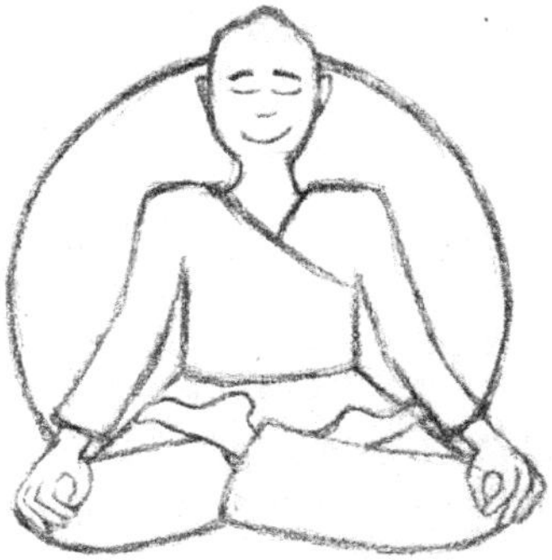

Ishti: Du hast ein Anrecht auf ein erfülltes Leben. Trau dich, sei unverschämt und wünsch dir was.

Ziele

„Beschließt du eine Sache, wird sie dir gelingen, und das Licht wird auf deinen Wegen scheinen."

Bibel, Hiob 22:28

Eine umfangreiche Befragung hat ergeben, dass es zu einem Energiemangel führen kann, im Leben kein Ziel zu haben. Die Abwesenheit eines Ziels soll sogar dazu führen, dass das Energieniveau sinken und das Bewusstsein in einen apathischen Zustand fallen kann. Beginnen wir aber wieder, nach etwas zu streben, wird wieder mehr Energie für unsere Vorhaben aktiviert und wir empfinden wieder mehr Lebensfreude.

Hier gibt es zwei Möglichkeiten. Entweder, wir setzen uns hin und definieren Ziele, was eine wirklich sehr gute Idee ist und viele positive Prozesse in Gang setzen kann, oder wir ändern unsere Einstellung. Warum müssen wir ein Ziel haben? Ist das Leben nicht genug? Dürfen wir es nicht einfach genießen? Jeder hat das Recht auf Freude und Genuss und das Leben darf einfach gelebt werden.

Wollen wir aber etwas erreichen, ist es sinnvoll, uns Ziele zu setzen. Viele Menschen, mit denen ich Ziele formuliert habe, erstarrten förmlich, wenn es um diese Aufgabe ging. Alleine das Auswählen führt zu enormen emotionalem Widerstand. Es scheint fast so, als würden Ziele Angst machen oder wären unumstößlich festgeschrieben. Die Gefühlsreaktionen können uns Anhaltspunkte darüber liefern, was uns den Weg versperrt. Ziele sind verspielt und machen Freude. Wir müssen sie keinesfalls um jeden Preis erreichen und können sie beliebig anpassen und ändern.

Für alle, die sich gerne einige Ziele setzen möchten, kann folgende Technik sinnvoll sein:

- Brainstorming: Nimm ein Blatt Papier und schreibe in die Mitte „Meine Ziele". Nun schreibe, ohne nachzudenken, alles auf, was dir zu diesem Thema in den Sinn kommt.
- Beurteilung: Sieh dir das Ergebnis an und prüfe deine Ziele. Male dir aus, wie es ist, dieses Ziel erreicht zu haben. Streiche dann ungeeignete oder passe sie an.
- Ordne deine Ziele: Welches Thema hat dein Ziel (z.B. Beruf, Beziehung, Hobby, Geld, Freizeit, Reisen, Persönlichkeitsentwicklung) und wann soll das Ziel erreicht sein (in einigen Wochen, Monaten oder Jahren?).
- Werden Ziele nicht erreicht, sind sie entweder unrealistisch hoch angesetzt oder wir sind nicht wirklich mit dem Herzen dabei. Wichtig ist auch, dass sie unseren innersten Wünschen entsprechen, uns aufbauen, Spaß machen und uns auf jeden Fall ein gutes Gefühl geben. Ist dem nicht so, sollten sie abgeändert und verbessert werden.

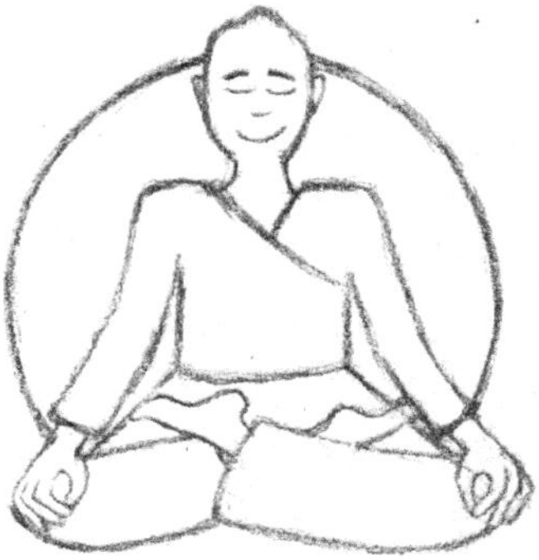

Ishti: Wenn du dich erschöpft oder unausgefüllt fühlst, dann versuche doch mal damit zu beginnen, dir Ziele zu setzen.

Gedanken

Der König, sein Minister und die Räuber (aus Indien)

Es war einmal ein König, der hatte einen Minister, der ein sehr positiv denkender Mensch war. Der König genoss die Gesellschaft seines Ministers sehr.

Eines Tages gingen beide gemeinsam zur Jagd. Im Eifer des Gefechts drangen sie immer weiter in den Dschungel hinein, bis sie sich schließlich eingestehen mussten, sich verirrt zu haben. Sie befanden sich inmitten von dornigem Gestrüpp, wilden Ranken und Baumriesen. So geschah es, dass sich der König an den scharfen Dornen verletzte. Sein Finger begann stark zu bluten. Der König schimpfte und fluchte und äußerte sein Unbehagen über die Situation, woraufhin der gute Minister ihn zu trösten versuchte: „Lieber König, nimmt den Unfall nicht so tragisch. Was auch immer uns begegnet, ist stets zu unserem Besten“. Der König errötete und tobte vor Wut. „Ich habe mich verletzt und du wagst es, mir zu sagen, es sei zu meinem Besten? Du bist entlassen! Geh mir aus den Augen! Na wird's bald!“, schrie der zornige König. Der Minister tat, wie ihm befohlen, und entfernte sich vom König.

So ging der König, wütend über das was ihm geschehen war, alleine weiter und irrte durch den Urwald, bis er auf einer Waldlichtung Menschen begegnete. Es handelte sich um einen primitiven Stamm, der gerade einen Opferritus abhielt. Sie freuten sich über die Ankunft des Fremden, denn es wurde ein Mensch als Opfer benötigt. Die Stammesmitglieder packten und fesselten den König. Dann banden sie ihn auf dem Altar fest, um ihn der Göttin zu opfern. Gerade als sie mit der Opferzeremonie beginnen wollten, sah der Hohepriester des Stammes, dass der König sich an seinem kleinen Finger verletzt hatte. Er erklärte den König als ungeeignet, denn nur ein unversehrter Mensch sei als Opfer für die Göttin würdig. Der Hohepriester wies seine Stammesmitglieder an, dem Fremden den Weg aus dem Dschungel zu zeigen.

So fand der König den Weg zurück in seinen Palast. Dort grübelte er und sinnierte, bis ihm die Weisheit seines ehemaligen Ministers einleuchtete. Er ließ ihn suchen. Nach einiger Zeit wurde der ehemalige Minister gefunden und zum König gebracht, der ihm seine Erlebnisse schilderte. „Ich habe inzwischen erfahren, dass meine Verletzung zu meinem Besten war. Ich fühle mich schuldig, meinen treuen, weisen Weggefährten entlassen zu haben. Mein Verhalten war nun wirklich nicht zu eurem Besten", sprach der König. „Oh doch", entgegnete der Minister, „wäre ich bei euch geblieben, dann hätten sie mich geopfert."

Was wären wir für entspannte Wesen, hätten wir alle die Zuversicht und das Gottvertrauen dieses Ministers. Stattdessen hegen wir häufig falsche Überzeugungen, die uns davon abhalten, so großartig zu sein, wie wir sind. Wir haben Glaubenssätze verinnerlicht, wie „Das schaffe ich nicht" oder „Dafür bin ich nicht gut genug" oder „Ich werde es nie zu etwas bringen", die uns nicht guttun und unser Wachstum verhindern. Erwachsene haben diese unachtsam in unserer Kindheit geäußert, bis wir sie auf uns selbst bezogen haben und auf unserem Lebensweg verinnerlichten. Eine ständige Abwertung im Selbstgespräch ist die Folge. Schlimmstenfalls können daraus ernsthafte Krankheiten entstehen, sowohl psychisch als auch physisch.

Dieses Kapitel ist mir besonders wichtig, denn unsere gedankliche Zerstreuung sorgt dafür, dass die meisten von uns ihre Wünsche und Ziele nicht realisieren können. Wir müssen vorerst säen, was wir ernten wollen, und das können wir durch unsere Gedanken.

Viele Menschen mit psychischen Problemen haben mir von ihren Gedanken berichtet. Ich lernte z.B. einen Mann kennen, der seit vielen Jahren von starken Panikattacken geplagt wurde. Inzwischen verlässt er seine Wohnung nicht mehr alleine, um diese Panikgefühle zu verhindern. Jedes Mal, wenn ich ihn besucht habe, erzählte er davon, wie außergewöhnlich schwer seine Angst- und Panikstörung sei und dass es in seinem Fall keine Besserung mehr gäbe. Ich staunte über die so eindeutige Selbsthypnose und seine negative Selbstprognose, die er wie ein Mantra immer und immer wieder wiederholte, und das alles, ohne es selbst zu merken. Sein Ziel, die Wohnung nicht mehr alleine verlassen zu müssen, hat er sicherlich erreicht, aber wie wäre sein psychischer Zustand jetzt, hätte er all die Jahre fest daran geglaubt, dass es mit der Zeit besser würde. Schließlich haben viele Menschen eine solche Krankheit überwunden.

Gedanken haben eine ungeheure Kraft und Schwingung. Es ist spürbar, ob ein Mensch von positiven Gedanken erfüllt ist oder von negativen. Welchen Menschen möchtest du in deiner Nähe haben? Welcher Mensch möchtest du sein?

Würden wir nur 50 der ca. 60.000 Gedanken, die wir täglich denken, niederschreiben, wären wir sicherlich schnell überzeugt, nicht ganz bei Sinnen zu sein. Der Dalai Lama sagte einmal, dass das Ändern seiner Gedanken für ihn eine besonders schöne Aufgabe wäre. Im Buddhismus ist es tief verankert, die Gedanken zu überprüfen und gegebenenfalls zu ändern. Positives Denken ist zudem ein Teil der Yogapraxis. Die Yogis glauben sogar, dass jeder negative Gedanke ausgesendet wird und dass Gedanken Energie sind, die sich manifestiert.

Es ist harte Arbeit und es dauert eine Weile, aber es lohnt sich sehr, seine Denkgewohnheiten zu ändern. Meine Oma hat mich einmal zu sich gerufen, um mir etwas zu zeigen. Wir gingen zusammen zu ihrem Auto und ich war gespannt, was ich zu sehen bekomme. Sie öffnete den Kofferraum und dort lagen ein paar bunte große Herbstblätter. „Sind die nicht wunderschön? Die habe ich eben vom Friedhof mitgebracht." Sie hatte den Dreh raus. Anstatt sich über das Laub auf den Gräbern zu ärgern, bewunderte sie die Schönheit der bunten Herbstblätter. Sie konnte immer und überall das Positive sehen. Die Welt war für sie ein wunderbarer Ort voller Schönheit. Wir sollten uns ihr anschließen und versuchen, unsere Gedanken in eine positive Richtung zu lenken.

Zugegeben, der ein oder andere hat schon eine sehr dominante Dauerschleife in seinem Kopf und diese zu unterbrechen und umzuwandeln ist sehr schwierig, aber machbar. Leider wurden nicht alle von uns stets positiv bestärkt und aufgebaut, so dass viele Menschen ganz unbewusst unter ihren negativen Glaubenssätzen leiden. Vielen wurde in ihrer Kindheit eingeredet, sie seien nichts wert und es würde nie etwas aus ihnen werden. Sicher es ist nicht gerecht, aber hier ist etwas mehr Arbeit notwendig. Solche Gedanken sollten aufgespürt und ersetzt werden.

Es ist wissenschaftlich belegt, dass negative Gedanken bedeutend stärker in unserer Erinnerung verbleiben und einen nachhaltigeren Einfluss auf unser Befinden haben als positive. Es kommt eigentlich nicht einmal so sehr darauf an, positiv zu denken, sondern vielmehr darauf, nicht negativ zu denken. Bei Menschen mit psychischen Beeinträchtigungen sind häufig extrem unangemessene und negative Selbstgespräche vorzufinden. Ein angeleitetes realistischeres Denken kann erste Lösungsschritte ermöglichen. Bei psychisch gesunden Menschen ist es häufig so, dass die automatischen Gedanken ein weitgehend unkontrolliertes Eigenleben führen, wobei viele psychisch Kranke ihre Gedanken stark reflektieren und gegen ihren Grübelzwang ankämpfen müssen.

Interessant ist hier auch die banal daherkommende Sache, dass wir unsere Gedanken beobachten können. Also sind wir viel mehr als unsere Gedanken. Der Intellekt ist nur ein Werkzeug, das funktionieren muss. Haben wir das erst mal erkannt und sind uns unseres Selbst bewusstgeworden, können wir uns entspannt zurücklehnen und dem ewigen Gedankengeplapper Einhalt gebieten, denn das sind wir nicht wirklich. Wir sollten uns keinesfalls damit identifizieren. Wenn wir unsere

Gedanken beobachten, bemerken wir, dass wir durch sie Gefühle auslösen. Demnach kommt also zuerst der Gedanke, dann das Gefühl. Dieses zu wissen, gibt uns Macht. Wir wissen endlich, wo wir ansetzen müssen. Es ist eigentlich simpel, aber unsere negativen Emotionen können uns süchtig machen, so dass wir sehr achtsam mit uns umgehen müssen.

Beispiele für Denkfehler

- Schwarz-weiß-Denken: Wir bewerten eine Situation nur nach den Kategorien gut oder schlecht.
- Negative Verallgemeinerungen: Wir sehen jedes kleinste negative Ereignis als Indiz für eine Pechsträhne.
- Negative Vorurteile: Wir denken ohne Grund negativ über zukünftige Ereignisse („Die Party wird bestimmt öde").
- Überbewertung des Negativen: Negative Situationen dominieren die Lebensstimmung, positive dagegen werden ausgeblendet.
- Schuldgedanken: Wir geben uns die Verantwortung für negative Ereignisse („Ich hätte den Unfall verhindern müssen").
- Negative Selbstanklage: Wir sehen uns selbst als das negative Element („Ich bin so blöd. Das kann nur mir passieren").
- Irrationale Gedanken (der Gedanke, dass wir perfekt und von allen geliebt sein müssen).
- Eingebildetes Gedankenlesen: Wir treffen Annahmen darüber, was andere denken. („Der mag mich sowieso nicht").

Schau dir die Liste in Ruhe an. Schwarz-weiß-Denken ist immer falsch. Es gibt nichts rein Positives oder rein Negatives. Alle weiteren negativen Denkfehler können durch positive Affirmationen einen Gegenpol erhalten. Das Positive ist immer stärker als das Negative, so dass kleine positive Veränderungen in unseren Gedanken schon eine große Kraft haben und eine Wendung einleiten können.

Techniken zur Gedankenstärkung

- Beobachten Deine Gedanken, bewerte sie aber nicht.
- Kultiviere positive Gedanken. Denke oft Gutes.
- Stoppe negative Gedanken. Erwischst du dich dabei, einen negativen Gedanken zu denken, ersetze ihn sofort durch einen positiven (z.B. ersetze „Das schaffe ich nicht!“ durch „Ich gebe mein Bestes. Ich schaffe das schon.“).
- Das beinhaltet auch Denkfehler. Wandle auch diese sofort um (z.B. ersetze „Ich bin immer so blöd!“ durch „Das kann mal passieren.“)
- Denke an die Lösung, nicht an das Problem.
- Stoppe Zweifel an dieser Technik.

Unser Geist ist gewitzt und sehr flexibel, so dass es harte Arbeit ist, ihn zu kontrollieren. Yoga und Meditation sind hilfreiche Mittel. „Yoga ist, die Gedanken im Geist zur Ruhe zu bringen“, sagte schon der indische gelehrte Patanjali.

Übung: Gedankenstopp

Zwangsgedanken und Grübeleien können sehr beharrlich sein. Besonders Zwangsgedanken sind schwer zu behandeln, da man ihnen möglichst wenig Aufmerksamkeit schenken soll. Zu versuchen, einen sich wiederholenden Zwangsgedanken nicht zu denken, ist nahezu unmöglich. Wenn uns jemand sagt: „Denke nicht an einen blauen Elefanten!“, dann wird direkt vor unserem inneren Auge ein solcher auftauchen. Der Begriff „blauer Elefant“ löst blitzschnell innere Bilder aus und das Wort „nicht“ wird vom Geiste erstmal übergangen. Sinnvoller ist es die Zwangsgedanken einfach zu ignorieren, oder gegen das Gedankenkreisen die folgende Übung auszuprobieren. Sie kommt aus der Verhaltenstherapie und nennt sich Gedankenstopp:

- Immer wenn du dich beim Grübeln oder bei negativen Selbstgesprächen ertappst, sage geistig zu dir selbst: „Stopp!"
- Du kannst es sogar geistig so laut wie möglich herausschreien: „Stopp!!!!"
- Danach richte deine Aufmerksamkeit auf etwas anderes, z.B. auf die Atmung oder auf eine Tätigkeit, die du gerade ausübst.
- Du kannst zu Hause auch ein kleines Stoppschild aus Pappe aufhängen, damit du dich immer daran erinnerst, dass es diese Technik gibt.

Übung gegen Stress und um die Gedanken zu beruhigen und zu stärken

- Leg die Fingerspitzen beider Hände aneinander und spüre die Kontaktpunkte. Konzentriere dich auf die Energie, die zwischen den Händen fließt.
- Leg dann die Fingerkuppen auf die Stirn und lass sie dort ruhen. Schließe die Augen und spüre die Energie, die aus den Händen strömt.
- Nimm einige tiefe Atemzüge. Lass dir Zeit.
- Wenn dir danach ist, nimm die Hände herunter, aber atme noch ein paar Atemzüge ganz bewusst und tief.

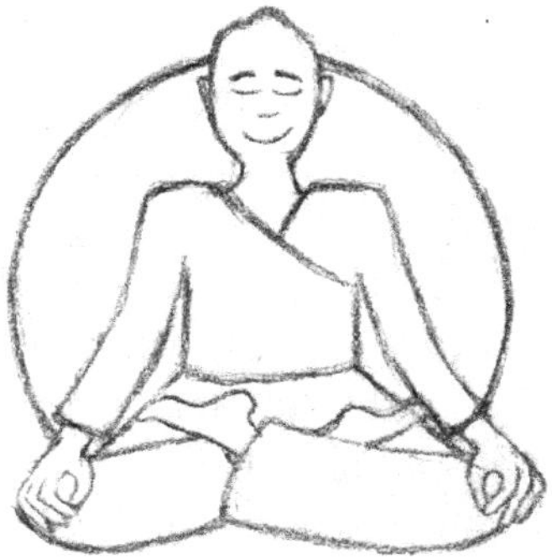

Ishti: Schau dir deine Gedanken an. Und denke positiv. Wandle deine Gedanken um. Denkst du z.B., dass du etwas nicht schaffst, dann sag dir: „Natürlich schaffe ich das!“ Nutze die Gedanken-Stopp-Technik oder Gedankenberuhigungsübung, falls du unter Grübelzwang leidest oder dich negative Gedanken quälen.

Visualisierung und Affirmationen

„Visualisierung“ bedeutet Vorstellungskraft, Einbildungskraft, Kreativität. Wir Menschen können uns vor unserem geistigen Auge etwas vorstellen. Im Yoga ist die Visualisierung eine machtvolle Technik, um die Kraft des Geistes zu verwenden und um neue geistige Inhalte zu schaffen. Sie kann uns helfen, uns in eine bestimmte Stimmung hineinzuversetzen oder uns z.B. in der Zukunft auf eine bestimmte Art und Weise zu verhalten. Wenn wir uns z.B. vorstellen, was passieren würde, wenn wir plötzlich reich seien und uns ausmalen, wie wir uns neu einrichten und ein neues Leben führen usw., dann visualisieren wir. Genauso können wir uns durch Visualisierungen auf schwierige Situationen vorbereiten, indem wir uns vorstellen, wie wir diese souverän und gelassen meistern.

Es ist eine Methode, unsere Vorstellungskraft dafür zu nutzen, das zu verwirklichen, was wir in unserem Leben wirklich wollen. Und das tun wir auch unbewusst. Zuerst haben wir eine Idee, dann verwirklichen wir sie. Wir überlegen uns, was wir kochen sollen - dann bereiten wir tatsächlich das Mittagessen zu. Zuerst kommt also die Idee, dann die Form. Denken wir immer an Krankheit, werden wir krank. Erinnere dich an die „Sich selbst erfüllende Prophezeiung". Die kommt auch hier zum Einsatz, ähnlich wie das Wünschen oder sich vorzustellen, wie eine Fee uns einen Wunsch erfüllt. Besonders wirksam ist die Visualisierung dann, wenn wir tiefenentspannt sind. Dann befindet sich unser Gehirn im Alpha-Modus. Es ist eine tiefere, entspanntere und heilsamere Schwingungsebene als die Beta-Ebene, die unser geschäftiges Wachbewusstsein kennzeichnet. Wir können viel erreichen, wenn wir tiefenentspannt sind und positiv visualisieren. So funktioniert auch Yoga Nidra, das ich hier bereits vorstellte. Wir ändern uns durch positives Visualisieren im entspannten Zustand und erreichen mehr, als wenn wir Grübeln, uns Sorgen machen und Menschen manipulieren. Beim Visualisieren ist es wichtig, ein Ziel vor Augen zu haben, sich ein genaues Bild zu machen, dieses immer wieder zu wiederholen und dabei positiv und guten Mutes zu sein.

Visualisierung „Schutzmantel"

Nimm eine entspannte Haltung ein. Lies die Imagination zweimal durch und präg dir die Bilder ein:

Vor dir steht eine alte Holztruhe. Sie ist etwa kniehoch und könnte eine alte Reisetruhe gewesen sein. Schau sie dir genau von allen Seiten an. Sie besteht aus dunklem, edlen Holz und hat einen gewölbten Deckel. Untersuch dann das alte Metallschloss, das unterhalb des Deckels angebracht ist. Es fühlt sich ganz warm an, so als hätte die Truhe lange in der Sonne gestanden. Drücke dann mit beiden Händen gegen das Schloss. Es klickt laut und springt auf. Der Holzdeckel ist nun schon einen Spalt breit geöffnet. Öffne die Truhe nun ganz, indem du den Deckel nach hinten bringst. In der Truhe liegen ein schwerer gel-

ber Mantel und ein Tagebuch. In dem Tagebuch steht die Geschichte eines Seefahrers. Dieser wurde von seiner Crew verstoßen und ins Meer geworfen, weil er krank und schwach wurde. Er wurde von einer alten, weisen Frau an einem Strand gefunden. Sie fürchtete sich nicht vor seiner Krankheit und pflegte ihn gesund. Der Seefahrer war sehr dankbar und half ihr fortan für ein ganzes Jahr bei all ihren Arbeiten, bis der Tag kam, an dem der junge Seefahrer wieder auf Reisen gehen wollte. Er sah bereits am Horizont das Segel eines großen Schiffes, da überreichte ihm die weise Frau seinen gelben Mantel, den sie mit einem Zauberspruch belegt hatte. Fortan sollte der Mantel jeden, der ihn trägt, beschützen. Zieht man ihn an, so leuchtet er innen und rundherum. Der junge Seefahrer trug ihn viele Jahre und führte ein glückliches Leben. Dann vermachte er ihn seiner Tochter, damit diese geliebt und geschützt in die Welt ziehen konnte.

Nun ist dieser Mantel auf Umwegen bei dir gelandet, damit er dich beschützen darf. Nimm ihn aus der Truhe und sieh ihn dir an. Fühle den Stoff und probiere ihn dann an. Er passt wie angegossen. Dir wird augenblicklich angenehm warm. Dich umgibt eine positive Energie und um dich herum beginnt es zu leuchten. Lasse deiner Phantasie freien Lauf. Vielleicht riecht der Mantel besonders oder fühlt sich auf bestimmte Art und Weise besonders an.

Mache diesen Mantel zu deinem persönlichen Schutzanzug, der dir auch in stürmischen Zeiten Schutz und Wärme gibt. Du kannst deinen Lichtmantel ab jetzt jederzeit innerlich anziehen, z.B., wenn du Trost und Wärme brauchst oder dich stärken und aufladen möchtest. Er wird dir helfen, wann immer du es möchtest.

nach Fabienne Berg, Übungsbuch Resilienz

Auch positive Affirmationen sind machtvolle Mittel, um unser Leben positiv zu beeinflussen, und sie gehören zum Visualisieren dazu. Wir können sie verwenden, um positives Denken zu kultivieren und aus der Opfermentalität herauszukommen. Sie helfen, Selbstmitleid, Jammern und Selbstkritik zu beenden und Liebe, Mitgefühl und Durchsetzungsvermögen zu stärken. Wir erlangen wieder mehr Kraft und Energie. Eigentlich sind auch unsere negativen Glaubenssätze Affirmationen, die wir mit positiven Affirmationen umkehren können. „Das ist zu viel für dich“, „Ich glaube, ich werde davon krank“, „Ich werde niemals viel Geld haben“ oder „Ich bin nicht gut genug für sie“ sind negative Affirmationen, auch negative Glaubenssätze genannt, die wir unbedingt aufspüren und ersetzen sollten.

Im Yoga setzt man z.B. eine Affirmation während der Tiefenentspannung nach den körperlichen Übungen ein, indem man sich so etwas sagt wie: „Ich bin voller Kraft und Energie und freue mich auf den weiteren Tag“. Eine Affirmation ist eine Bejahung, eine Zustimmung, die unzweifelhaft ausdrückt, was schon jetzt so ist.

Eine sehr depressive Klientin, die einen Yogakurs besuchte, beklagte sich einmal darüber, dass sie diesen Satz furchtbar fand und sich damit nicht identifizieren könne. Sie wäre weder voller Kraft, noch voller Energie, protestierte sie. Ich konnte das gut verstehen. Aber Sinn der Übung ist, sich das gerade dann zu sagen, wenn es nicht so ist, damit die Affirmation ins Unterbewusstsein sickert. Ich schlug ihr vor, es erst einmal mit „Es geht mir besser“ oder „Ich bin entspannt“ zu versuchen.

Durch Affirmationen werden neue neuronale Verbindungen in unserem Gehirn geknüpft. Man kann sie sich wie einen Trampelpfad vorstellen - je öfter man ihn benutzt, desto breiter wird er. Der negative Trampelpfad dagegen wird weniger benutzt und überwuchert, bis er ganz verschwindet. Hier sind Beharrlichkeit und Geduld gefragt, denn dieser Prozess muss erst mal in Gang gebracht werden und ist nicht über Nacht abgeschlossen.

Vorschläge für positive Affirmationen:

- Ich mag und liebe mich so wie ich bin.
- Ich habe liebevolle und glückliche Beziehungen.
- Ich habe eine erfüllende, gutbezahlte und ideale Arbeit.
- Ich werde belohnt für meinen Einsatz.
- Ich nehme Fülle und Überfluss an.
- Ich werde jeden Tag wohlhabender.
- Ich bin entspannt und in meiner Mitte.
- Ich bin glücklich und zufrieden.
- Ich bin entspannt und selig.
- Ich strotze vor Gesundheit.
- Alles in meinem Leben entwickelt sich zum Guten.
- Ich danke für mein Leben voller Gesundheit, Reichtum, Glückseligkeit und Selbstverwirklichung.
- Ich bin liebenswert und gebe anderen meine Liebe.
- Das Universum meint es gut mit mir.
- Ich nehme jetzt Freude und Glück an.

Diese Affirmationen sind klassische Autosuggestionen. Man formuliert sie immer in der Gegenwartsform, immer positiv und zuversichtlich sowie relativ kurz. Es gibt aber auch Zukunftsaffirmationen wie „Das wird klappen“, oder Freudeaffirmationen wie „Ich freue mich darauf, mein Projekt zu starten“. Dankeaffirmationen werden so formuliert: „Ich danke dafür, dass mein Plan funktionieren wird“. Als Letztes ist noch die Identitätsaffirmation zu nennen: „Ich bin jemand, der Erfolg hat“.

Negative Affirmationen sollten aufgespürt werden, damit man sie ersetzen kann. Es sind Sätze wie „Ich bekomme immer zu wenig“, „Es ist unmoralisch, viel zu besitzen, wo doch andere zu wenig haben“, „Das Leben ist hart“, „Es wird einem nichts geschenkt“, die uns runterziehen und Wachstum verhindern.

Schreibübung mit Affirmationen

Suche dir eine Affirmation aus, die dich anspricht, wie z.B. „Ich, Anna, bin eine erfolgreiche Künstlerin". Schreibe sie dann auf verschiedene Arten und Weisen auf: „Anna ist eine erfolgreiche Künstlerin", „Anna, du bist eine erfolgreiche Künstlerin" usw. Notiere alles sehr achtsam und beobachte, ob sich Widerstände in dir regen. Diese notiere dann sofort auf der Rückseite (z.B. „Ich bin nicht gut genug, um damit Geld zu verdienen", „Ich bin zu alt, um noch Erfolg zu haben" oder „Ich sollte mich auf eine bodenständige Arbeit konzentrieren"). Wenn du fertig bist, steht alles auf der Rückseite, was dich von dem abhält, was du in diesem Fall möchtest. Ersetze jetzt die negativen Glaubenssätze durch weitere positive Affirmationen (z.B. „Ich kann bis ins hohe Alter kreativ sein und gestalten") und wiederhole diese Übung in der nächsten Zeit täglich. Du kannst dir dadurch deiner negativen Programme bewusstwerden und Vorsätze effektiver realisieren.

nach Shakti Gawain, Kreativ Visualisieren

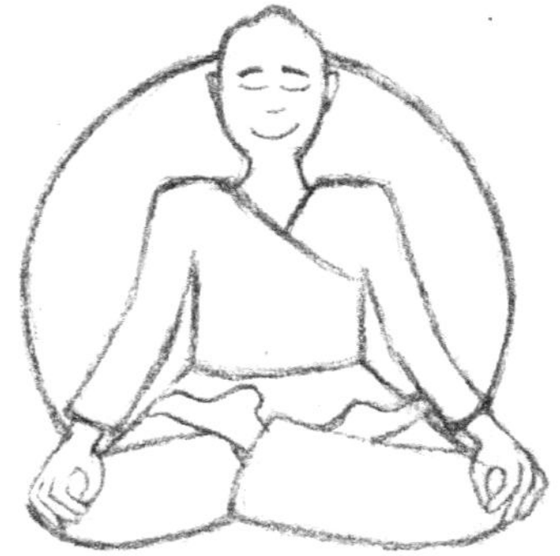

Ishti: Um das positive Denken zu verstärken und deine Zukunft zu verändern, nutze Visualisierungen und Affirmationen. Diese Techniken sind sehr bedeutend.

Byron Katies „The Work"

In einigen gesprächstherapeutischen Behandlungen ist heute die „The Work Methode" von Byron Katie ein fester Bestandteil. Byron Katie ist eine US-amerikanische Lehrerin und Bestsellerautorin, die früher unter psychischen Problemen wie Depressionen und Sucht litt. Sie entwickelte aus einer persönlichen Krise heraus vier Fragen und eine spezielle Umkehrtechnik, um negative Glaubenssätze zu entlarven. Zur Erinnerung: Ein negativer Glaubenssatz bringt uns z.B. dazu, viele Dinge nicht anzugehen, weil wir glauben, wir würden es nicht schaffen. Häufig suchen wir ganz unbewusst die Bestätigung, dass diese Glaubenssätze stimmen. Es ist heilsam, sich kognitiv umzustrukturieren und an den Glaubenssätzen zu arbeiten. The Work stellt eine Möglichkeit hierfür dar. Die Methode basiert auf vier Fragen, die man sich während einer psychischen Krise über seine Überzeugungen und negativen Glaubenssätze stellen sollte:

1. Ist das wahr? (Ja oder Nein)
2. Kannst du mit absoluter Sicherheit wissen, dass das wahr ist? (Ja oder Nein)
3. Wie reagierst du (was passiert in Dir), wenn du diesen Gedanken glaubst?
4. Wer wärst du ohne den Gedanken?

Zu Frage Nummer drei gibt es noch weitere Überlegungen:
Beschreibe die körperlichen Empfindungen, die auftauchen, wenn Du diesen Gedanken hast. Wie behandelst du dich und andere Personen, wenn du diesen Gedanken hast?

Es bedarf einiger Übung, kann aber zu einer heilsamen Spiegelung der Glaubenssätze führen.

Ich habe die Methode vor einiger Zeit einer Klientin erklärt. Es ging darum, dass ihre Schwester keinen Kontakt zu ihr haben wollte. Sie reagierte zuerst sehr verärgert darüber, dass ich sie fragte ob das wahr sei. Es sei natürlich wahr, entgegnete sie empört und stemmte ihre Fäuste in die Hüften. Erst nach genauem Hinschauen wurde der Glaubenssatz wackeliger. Schließlich konnte sie nicht mit Sicherheit wissen, ob das wahr sei, so räumte sie ein. Sie interpretiere den wenigen Kontakt zu ihrer Schwester, der häufig von meiner Klientin selbst initiiert wurde, so, dass ihre Schwester vermutlich keinen Kontakt zu ihr haben wolle. Wenn sie diesen Gedanken denkt, fühle sie sich wütend, traurig und allein gelassen, erklärte sie. Sie fühlte sich als Opfer. Ohne diesen Gedanken wäre sie ausgeglichener und zufriedener. Nun, nachdem sie die vier Fragen beantwortet hatte, versuchten wir den Glaubenssatz umzudrehen. „Sie möchte zu mir keinen Kontakt. Ich möchte zu ihr keinen Kontakt. Sie möchte Kontakt zu mir."

Diese Selbstreflexion kann dazu führen, dass wir bemerken, dass oft die eigene Einstellung der Grund für unsere Probleme ist. Byron Katie glaubt, dass wir die Welt um uns herum schwer ändern können und es somit ans uns liegt, unsere Denkweise an unsere Umwelt anzupassen und damit den inneren Konflikt zu bewältigen.

Meine Klientin bemerkte verwundert nach einiger Zeit, dass sie eigentlich auch keinen nahen Kontakt zu ihrer Schwester wollte. Diese lebe in vermögenden Verhältnissen und solle ihre ärmliche Wohnung nicht sehen. Eine bemerkenswerte Wendung, aber es gab noch mehr Überraschungen. Die Klientin fühlte sich bei dem Gedanken, dass ihre Schwester keinen Kontakt zu ihr haben möchte, wütend, traurig und alleingelassen. Tatsächlich wurde sie als einziges der Geschwister für eine Zeit lang in einer Jugendhilfeeinrichtung untergebracht, da ihre Mutter überfordert war. Sie fühlte sich damals wütend, traurig und alleingelassen, genau wie bei der Vorstellung, dass ihre Schwester keinen Kontakt zu ihr wollte. Hmmmm.

Byron Katie beobachtete früher bei sich selbst all das, was sie immer anderen Personen zugeschrieben hatte. Eigenschaften, die uns an anderen stören, besitzen wir selbst. Diese Erfahrung deckt sich mit der Theorie des „Schattens“ des berühmten Psychiaters C.G. Jung. Wir lehnen diesen Teil von uns vehement ab und wollen ihn nicht wahrhaben.

Nach Byron Katie sollte jetzt der letzte Schritt, welcher der Schwierigste ist, folgen: das Akzeptieren der Wahrheit.

Es werden uns nicht alle Erkenntnisse gefallen. Hier beginnt der Prozess, uns den Gedanken zu stellen, und zuzulassen, dass der Ursprung des Problems tatsächlich in uns selbst liegt.

Byron Katie hat ihre Methode übrigens aufgrund ihrer eigenen Depression entwickelt. Am meisten an Byron Katies Geschichte hat mich berührt, dass sie sich selbst mit ihren Fragen von ihrer Depression befreit hat. Unter anderem wurde ihr in einer schweren Zeit klar, dass sie in einer unveränderlichen Realität lebt und sich mit dieser Realität, die sie umgibt, arrangieren muss. Eine andere hat sie nicht. Also musste sie sich ändern, ihr Denken und ihre Glaubenssätze, um ein anders Bild der Realität zu bekommen.

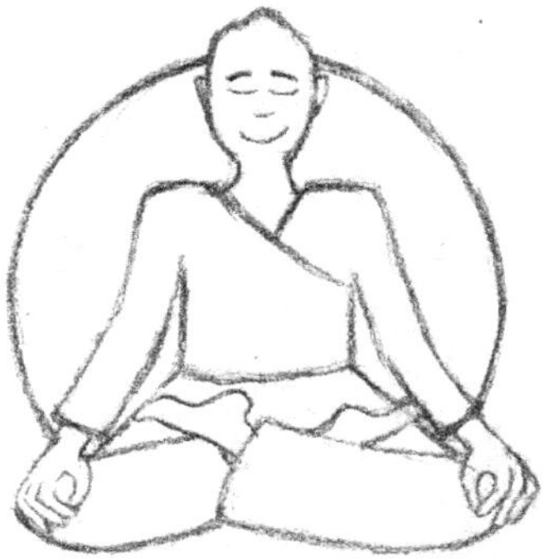

Ishti: Sei experimentierfreudig und stell dir bei einem Problem doch mal die vier Fragen von Katie Byron.

Achtsamkeit - Der heilende Moment

Achtsamkeit ist heute in aller Munde. Achtsamkeit bedeutet, dass unsere Aufmerksamkeit auf den gegenwärtigen Augenblick gerichtet ist. Viele Menschen mit psychischen Beschwerden, aber auch „Gesunde", befinden sich nicht im Hier und Jetzt, sondern ständig in einer von der menschlichen Vorstellungskraft kreierten Zukunft, in der alles besser ist und mehr Zeit, mehr Geld und natürlich mehr Gesundheit vorhanden ist. Gewiss gehört die Zukunftsplanung zum Leben dazu, haben wir uns doch gerade mit Wünschen und Zielen befasst, aber vor allen Dingen sollten wir unsere Aufmerksamkeit auf den Moment legen, denn nur diesen haben wir ganz sicher.

Noch verkehrter, als das Leben in ständiger Spannung und Hoffnung auf eine bessere Zeit zu verbringen, ist die andauernde Sorge über die Zukunft und der Vorstellung von vielen Katastrophen, die niemals passieren werden. Manche Menschen verbringen auch gerne ihre Zeit in der Vergangenheit und erinnern sich gerne immer und immer wieder an problematische Lebensszenen. Ein gutes Mittel, um sich nicht im steten Wechsel zwischen Vergangenheit und Zukunft zu verlieren und die Gegenwart wieder zu erleben, ist die Achtsamkeit.

Studien untermauern glaubwürdig die Wirksamkeit von Achtsamkeit im Kampf gegen Immunschwäche, chronischen Schmerzen, Ängste und Depressionen. Kernspintomographien belegen, dass schon nach einer zweimonatigen Übungspraxis Veränderungen im Gehirn zu erkennen sind.

Übungen der Achtsamkeit sind z.B. der Bodyscan, die Atembeobachtung oder Sitzmeditationen, die hier bereits beschrieben wurden, aber es ist auch möglich, jede banale Aktivität des Alltags einmal achtsam auszuführen. Damit sind Tätigkeiten wie Spülen, Duschen, Haustiere füttern, einen Apfel essen, Fenster putzen usw. gemeint. Dasselbe wird in Zen-Klöstern praktiziert. Die innere Haltung, die dort von den

Mönchen eingenommen wird, ist die, sich in jedem Moment völlig der Arbeit hinzugeben, die man verrichtet. Es geht einfach darum, alles was wir tun in einem Zustand echter Wachheit zu tun. Damit verwandeln wir unser Tun in eine Art Meditation und beschenken uns selbst mit dieser Präsenz im Jetzt.

Ich denke häufig beim Haare waschen daran, achtsam zu sein, und nehme ganz bewusst das Shampoo, spüre wie es sich anfühlt, wenn ich es in der Hand habe, nehme den Geruch wahr und verteile es dann ganz bewusst auf dem Haar usw. Eine gute Übung ist es auch, sich beim Duschen vorzustellen, wie alles Negative und alles Ungesunde gemeinsam mit dem Wasser in den Abfluss fließt. Eine Mandarine ganz bewusst zu schälen, von den weißen Fasern zu befreien, den Duft zu genießen, die Oberflächen erspüren und den Geschmack schließlich wahrzunehmen, ist ebenso eine schöne Erfahrung. Es gibt auch die berühmte Rosinenübung, in der es darum geht, eine Rosine ganz besonders achtsam zu verzehren. Diese wird gefühlt, gerochen und betrachtet, sie wird zwischen den Fingern gerollt und das Geräusch dabei wahrgenommen, bis sie schließlich in den Mund gesteckt und zum Spielball der Zunge wird. Der Verzehr einer Rosine kann zum Erlebnis werden. Eigentlich sollten wir jede Mahlzeit ganz achtsam genießen. Eine schöne Achtsamkeitspraxis stellt auch der Wechsel der Hand dar. Hier versucht man, eine Tätigkeit als Rechtshänder mal mit links auszuführen oder umgekehrt.

Betrachtet man das Leben einmal als eine Aneinanderreihung von Momenten, wird schnell klar, was für eine Vergeudung es ist, wenn man nicht in jedem präsent gewesen ist. Mir begegnet in meinem Arbeitsalltag häufig das Phänomen, dass Menschen eigentlich ständig in der Vergangenheit verweilen und ihre schmerzhaften Erinnerungen wiederbeleben, oder dass sich der Fokus ihres Geistes hauptsächlich auf dramatische angstbesetzte Zukunftsszenarien richtet. Das führt zu einer ungesunden Spannung, die die psychische Krise noch verstärkt. Dabei haben wir doch nur das kostbare Hier und Jetzt, diesen Moment. Achtsamkeit kann uns wieder in den Moment bringen. „Der beste Moment, zu üben, ist immer jetzt“, sagte der berühmte Achtsamkeitslehrer Thich Nhat Hanh. Wir sollten häufiger achtsam lächeln, achtsam atmen und achtsam Liebe zum Ausdruck bringen. Achtsamkeit ist ein großartiges Hilfsmittel.

Derzeit gibt es übrigens bei vielen Krankenkassen kostenlose Online-Achtsamkeitskurse. Erkundige dich!

Achtsames Innehalten

- Höre nach diesem Abschnitt auf zu lesen und beobachte, was du Hier und Jetzt erfährst.
- Wie ist das Papier des Buches beschaffen, das du in deinen Händen hältst? Wie dick ist es? Wie biegsam ist es? Betrachte die Umrisse des Buches, seine Form, seine Farbe und seine Gestaltung. Wie riecht das Papier?
- Welche Gedanken gehen dir durch den Kopf? Wie fühlst du dich?

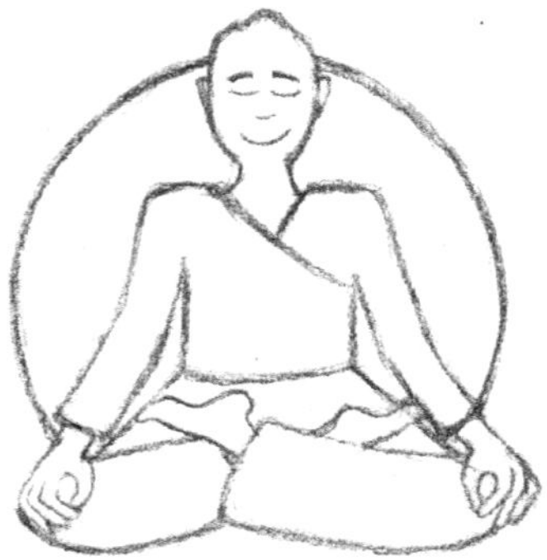

Ishti: Übe dich in Achtsamkeit. Eine Tätigkeit ganz bewusst auszuführen, und das regelmäßig, wird dazu führen, dass es dir bessergeht.

Häkeln vs. Grübeln

Vor einiger Zeit lernte ich einen Tätowierer kennen, der in seinen Pausen vor seinem Studio saß und häkelte. Er sagte, er würde dadurch den Kopf frei kriegen von der Verantwortung, die er als Selbstständiger tragen müsse. Tatsächlich machte auch er damit von der Achtsamkeitspraxis Gebrauch.

Handarbeiten und überhaupt jegliche kreative Arbeiten (Basteln, Stricken, Häkeln, Töpfern, Malen usw.) sind nicht zu unterschätzende Techniken bei der Behandlung und Prävention von Depressionen, Angst und Stress im Allgemeinen. Man munkelt, dass amerikanische Mediziner neuerdings ihren Patienten das Stricken ans Herz legen, bevor sie ihnen Antidepressiva verschreiben. Eine Studie behauptet sogar, dass ein kreatives Hobby, wie Handarbeit, uns jung hält. Die Erklärung ist simpel. Das konzentrierte Arbeiten an einer Sache verhindert das Hineinrutschen in Grübeleien, die zu negativen Emotionen führen. Der Effekt ist also derselbe wie bei allen anderen achtsamen Tätigkeiten. Man ist im Hier und Jetzt, konzentriert sich auf seine Aufgabe und die Kampf- oder Fluchtreaktion ist ruhiggestellt. Beim Stricken oder Häkeln ist die Tätigkeit durch die ständigen Wiederholungen und das eventuelle Zählen der Maschen nahezu meditativ, so ähnlich wie das Wiederholen eines Mantras.

Vor einigen Jahren habe ich versucht, eine schwer depressive Klientin mit einer generalisierten Angststörung in die Aktivität zu bringen. Wir sind gemeinsam Aktivitätenlisten mit hunderten von Tätigkeiten wie Malen, Tanzen, Fotografieren, Kochen usw. durchgegangen, und das nicht nur einmal. Immer wieder habe ich die Listen herausgeholt, um die Klientin zu motivieren, ein Hobby zu beginnen, um aus der Lethargie der Depression herauszufinden. Es hat tatsächlich einige Jahre gedauert, denn die destruktive Energie der Erkrankung hatte eine enorme Kraft. Aber irgendwann einmal stellte sie sich vor, dass es doch ganz nett sei, ihren Küchenschrank mit positiven Zitaten zu bekleben, um diese immer vor sich zu haben. Sie entschied sich einen Klebelack zu verwenden, um die Notizzettel professionell anzubringen. Die Tätigkeit brachte ihr ein Gefühl der Zufriedenheit und sie begann, kleine Bastelarbeiten für die Familie durchzuführen. Inzwischen erhält sie immer wieder Aufträge aus der Familie und ihrem Bekanntenkreis, wie z.B. Fotobücher zu erstellen, Dekoration oder Adventskalender zu basteln, und hat wieder Freude am Tun, was ihr einen enormen Aufschwung gebracht hat.

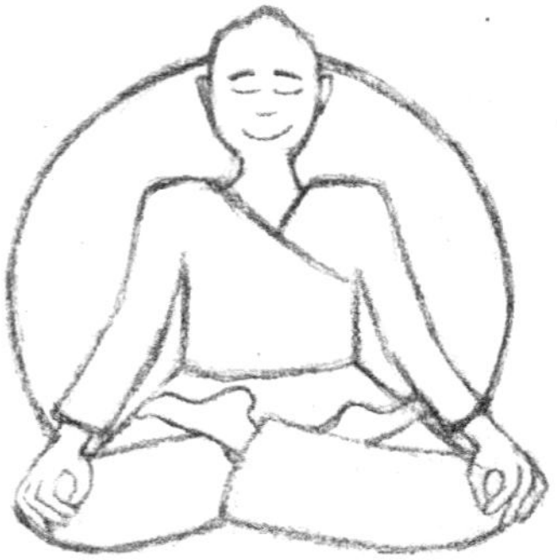

Ishti: Sei kreativ. Die achtsame Beschäftigung bringt dich in einen heilsamen Zustand und stoppt Grübeln.

Meditation

Die Worte Meditation und Medizin haben nicht umsonst dieselbe Wurzel. Meditation kann auch heilen, allerdings auf einer anderen Ebene. Sie führt unser Bewusstsein so tief wie möglich nach innen. Meditation ist ein mächtiges Werkzeug, um z.B. Ängste und Depressionen zu bekämpfen, und birgt dabei keine körperlichen Risiken. Im Gegenteil. Auf der physischen Ebene hilft sie, den Prozess des Körpers, der mit Wachsen und Regeneration beschäftigt ist, zu verlängern und den abbauenden Prozess zu verringern. Heute beweist die moderne Forschung sogar die Tatsache, dass der Geist die Aktivität einer einzelnen Zelle und auch die einer Zellgruppe kontrollieren kann. Das heißt: Wenn Gedanken und Wünsche auf den Körper einwirken, werden die Zellen aktiviert und der Körper hört immer auf die Gruppenforderungen. Unser analytischer Geist ist leicht beeinflussbar und Meditation macht beeinflussender.

Meditation ist ein machtvolles Stärkungsmittel. Während einer Studie mit 2000 Teilnehmern, die täglich meditierten, zeigten diese gegenüber Nichtmeditierenden in mehreren gesundheitlichen Bereichen positivere Werte - z.B. gab es in der Gruppe der Meditierenden ca. 80 Prozent weniger Herzkrankheiten und 50 Prozent weniger Krebs. Eine weitere Studie ergab, dass Menschen mit mehrjähriger Meditationserfahrung ein um etwa fünf Jahre niedrigeres biologisches Alter hatten. Hatten sie mehr als fünf Jahre Meditationserfahrung, lag ihr biologisches Alter sogar ca. zwölf Jahre unter ihrem chronologischen Alter. So wie negative Gedanken Zellen verunreinigen, können positive Gedanken die Zellen verjüngen. Meditation führt zu einer Beschleunigung des Energieflusses zu den Zellen. Die Schwingungen können Krankheiten verhindern und heilen. Beruhigende Wellen während der Meditation führen zudem zu einer Kräftigung und Stärkung von Geist und Nerven.

Meditation wirkt quasi wie ein Placebo und kann sogar die DNA verändern. Ein Gen kann durch ein verändertes Verhalten, wie z.B. eine Meditation, verändert und anders weitervererbt werden. Ich weiß, es hört sich so an, als wäre Meditation ein übernatürliches Heilmittel. Aber ja, das ist sie auch. Kaum etwas erhöht unsere Schwingung so sehr wie eine tägliche Meditationspraxis. Das liegt daran, dass unsere negativen Gedanken ursächlich für eine niedere Schwingung sind. Meditation bringt unsere Gedanken zur Ruhe und hilft, sich ein wenig Abstand davon zu verschaffen. Die Gedanken werden mit Abstand betrachtet und nicht bewertet - dadurch stoppt die Identifikation mit ihnen. Meditation ist absolut empfehlenswert. Dennoch würde ich schwer traumatisierten und schwer depressiven Menschen raten, vorerst andere Maßnahmen zur Stabilisierung auszuprobieren, denn es können intensive Erinnerungen und unerwünschte Dinge an die Oberfläche gelangen.

Als ich an meinem ersten Meditationsretreat teilnahm, habe ich mir vorher wenig Wissen darüber angeeignet und mich einfach darauf eingelassen. Ich erinnere mich an anfängliche Rückenschmerzen. Wer kann schon so lange still auf dem Boden sitzen. Erst die körperlichen Übungen des Yoga führen ja dazu, problemlos über längere Zeit in einem Meditationssitz verharren zu können. Nach vielen eher sperrigen Versuchen hatte ich dann endlich das Gefühl, eine Meditationserfahrung gemacht zu haben. Die ersten Bemühungen waren um ehrlich zu sein eher geprägt von einem Unwohlsein und dem ungeduldigen Warten, dass die Meditation endlich vorbei ist. Heute weiß ich, dass das Sitzen in der Stille zu vielen positiven Veränderungen führen kann, und Meditationen nicht gleich 30 oder gar 60 Minuten dauern müssen. Auch muss gar keine besondere Erfahrung erfolgen, aber ich kann davon berichten, dass aus dem Nichts plötzlich vor meinem inneren Auge Situationen aus meiner Kindheit auftauchten und Menschen, denen ich noch verzeihen muss. Es kullerten manchmal durch die geschlossenen Augen Tränen mein Gesicht herunter. Ich empfand jedoch alles was hochkam als in Ordnung und richtungsweisend. Gerne nutze ich heute Audio-Anleitungen. Es ist manchmal einfacher, als alleine für sich zu meditieren, obwohl das eine besondere Qualität hat. Meditation ist vermutlich sehr individuell und muss ausprobiert werden.

Herzmeditation

„Man sieht nur mit dem Herzen gut. Das Wesentliche ist für die Augen unsichtbar."

Antoine de Saint-Exupéry aus „Der kleine Prinz"

Als Beispiel für eine Meditation möchte ich eine Herzmeditation vorschlagen, denn in der Baghavadgita steht: „Das Göttliche ist im Herzpunkt aller Menschen zu Hause und beeinflusst von dort aus sein gesamtes Tun."

- Nimm eine Meditationshaltung ein, am besten einen kreuzbeinigen Sitz oder setze dich auf einen Stuhl. Richte deine Wirbelsäule auf und senke dein Kinn etwas. Gib die Schultern nach hinten. Schließe die Augen.
- Lasse deinen Atem ruhig werden. Konzentriere dich auf deinen Atem. Lasse vorbeiziehende Gedanken einfach los.
- Leg jetzt deine Fingerspitzen auf den Herzpunkt. Dieser befindet sich in der Mitte zwischen Bauchnabel und Halsgrube.
- Richte deinen Körper von diesem Punkt ausgehend weiter auf. Der Atem fließt frei.
- Verweile ruhig atmend und nimm den Herzpunkt wahr. Immer wenn du abgelenkt wirst, verbinde dich wieder mit deinem Herzpunkt. Gib dich deinem Herzpunkt hin. Lasse deinen Atem durch dein Herz fließen.
- Beende die Meditation mit Dankbarkeit. Bedanke dich vom Herzpunkt aus für alles Gute in deinem Leben.

Wenn es für unsere Seele und ihre Wünsche einen Ort gibt, dann ist es dieser Herzpunkt. Er zeigt dir deinen Weg zum Glück. Übrigens ist das elektromagnetische Feld des Herzens das stärkste des Körpers und etwa 5000-mal stärker als das des Gehirns.

Kleiner Exkurs: Herzkohärenz

„Welch eine himmlische Empfindung ist es, seinem Herzen zu folgen!“

Johann Wolfgang von Goethe

„Kohärenz ist der Zustand, in dem Herz, Verstand und Gefühle energetisch verbunden zusammenarbeiten. In diesem Zustand bildet sich Resilienz - in der sich die persönliche Energie steigert, nicht verbraucht - die mehr Energie zur Verfügung stellt um Absichten und harmonische Zustände zu verwirklichen.“ So das HeartMath® Institut in Kalifornien, das seit Jahrzehnten zum Thema forscht.

Nur wenn Anspannung und Entspannung gleichermaßen gut funktionieren, arbeitet das Herz harmonisch. Das Herzintervall sollte gleichmäßig kürzer und länger werden, d.h., dass sich kurze und lange Abstände zwischen den Herzschlägen gleichmäßig abwechseln sollten, um kohärent zu sein. Ist keine Herzkohärenz gegeben, treten mehrere gleichschnelle Schläge hintereinander auf, gefolgt von ein paar langsameren hintereinander. Der Herzschlag wechselt nicht mehr ständig zwischen „schneller“ und „langsamer“. Eine hohe Varianz, also breit gestreute zeitliche Abstände zwischen den einzelnen Herzschlägen, ist ein Zeichen für psychische Stabilität und Vitalität. In der Biologie ist es anders als im Maschinenbau - rhythmische Unregelmäßigkeiten sind gut, um rechtzeitig einem Abdriften entgegenzusteuern.

Bei unserer Geburt ist die Herzratenvariabilität am höchsten. Wenn wir sterben, ist sie am niedrigsten. Ein junges Herz kann sich noch gut an Veränderungen anpassen. Später jedoch, wenn wir vielleicht ständig im Kampf-Flucht-Modus leben und verlernen, in uns hineinzuhorchen, um uns zu entspannen, reagiert das Herz immer weniger auf unsere Gefühle. Krankheiten wie Bluthochdruck, Diabetes, Krebs und

Herzkrankheiten werden begünstigt. Tatsächlich ist das Sterberisiko dann am höchsten, wenn das Herz auf Gefühlsschwankungen gar nicht mehr reagiert. Die Herzratenvariabilität steht dann still.

Sind Herz und Gehirn jedoch im Gleichgewicht, hat das viele positive Effekte. Die Atmung ist verlangsamt, der Blutdruck niedriger und unser Immunsystem stärker. Wir sind entspannter, verfügen über mehr Energie und altern langsamer. Wir sind robuster und weniger anfällig für Stress, Erschöpfung, Angsterkrankungen und Depressionen.

Herzkohärenz entsteht durch eine vertiefte regelmäßige Atmung mit der Konzentration auf den Herzraum. Positive Gefühle wie Mitgefühl, Wertschätzung und Dankbarkeit verstärken die Herzkohärenz. Zorn, Traurigkeit, Angst und Sorgen führen eher zu einem Herz-Chaos.

Herzkohärenztraining

- Atme tief ein und aus. Verbinde dich mit deinem Atem. Dann halte nach dem Ausatmen für etwa eine Sekunde die Luft an und warte auf den Einatemreflex. Atme so noch zweimal ein und aus.
- Konzentriere dich nun auf den Herzraum. Atme durch das Herz ein und aus. Stelle dir beim Einatmen vor, wie energetische, reine Luft dein Herz erfrischt, und beim Ausatmen, wie Gift- und Abfallstoffe weggeblasen werden. Beobachte wohlwollend und entzückt dein zartes Herz.
- Spüre jetzt, wie dein Herz ganz warm wird und sich ausdehnt. Beobachte die Ausdehnung.
- Entwickle das Gefühl von Dankbarkeit und Liebe in deinem Herzraum mit jedem Atemzug. Du kannst an Dinge denken, für die du dankbar bist, vielleicht an einen geliebten Menschen, einen schönen Moment oder dein Haustier.

Herzensübung

Bevor du mit einem Menschen sprichst, fühle mit deinem Herzen das Herz des anderen. Fühle in dein Herz hinein und richte dann die Achtsamkeit deines Herzens in das Herz des anderen. Intuitiv wirst du den anderen besser verstehen. Es kann eine Herzensverbindung entstehen, die eure Beziehung vertieft oder wirksame Kommunikation ermöglicht.

Diese Übung kannst du vor dem Grüßen, während des Grüßens oder auch während des Zuhörens üben. Manche können das sogar beim Sprechen und in Abwesenheit der Person. Es funktioniert sowohl bei Freunden und Bekannten als auch bei Kollegen, Kunden und Vorgesetzten. Probiere es aus.

Meditation der liebenden Güte

Diese Meditation kann dabei helfen, Eigenschaften der bedingungslosen Freundlichkeit gegenüber allen Menschen zu entwickeln und egoistische und ängstliche Gedanken in uneigennützige und großzügige umzuwandeln. Wissenschaftliche Untersuchungen haben gezeigt, dass diese Mediation zahlreiche positive Auswirkungen auf das Wohlbefinden und die soziale Einstellung hat.

- Nimm eine bequeme Sitzhaltung ein und verbinde dich mit deinem Atem.
- Stelle dir nun einen Menschen vor, für den du warme, positive Gefühle empfindest. Es kann auch ein Haustier sein. Umgib ihn mit einem Nebel von Wohlwollen und Freundschaft.
- Sage zu ihm: „Mögest du glücklich sein! Mögest du frei von jeglicher Form von Gefahr sein! Mögest du lange gesund und in Frieden leben!“

- Jetzt ersetzte diesen Menschen durch dich selbst. Bringe nun dir diese positiven Gefühle entgegen.
- Schließe dann weitere Personen mit ein, vielleicht Verwandte, Freunde, Kollegen, vielleicht Menschen für die du eher negative Gefühle empfindest, vielleicht sogar alle Lebewesen. Bedenke, dass Menschen, für die du vielleicht Zorn oder Hass empfindest, noch eher geheilt werden müssen. Indem du ihnen Liebe sendest, tust du ihnen und dir selbst Gutes.

Diese Übung kann überall praktiziert werden, sogar im Bus oder bei der Arbeit. Sie vermittelt ein Gefühl tiefen Friedens.

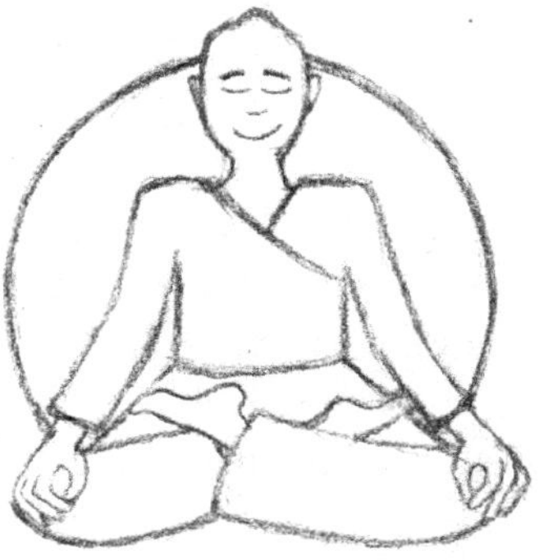

Ishti: Meditation ist DAS Heilmittel bei psychischen Beschwerden. Übe dich eine Zeit lang darin, um herauszufinden, ob diese Technik auch dein Heilmittel sein könnte.

Spiritualität und Glaube

„Wer nicht an Wunder glaubt, ist kein Realist"

David Ben Gurion

Der schweizer Psychiater Carl Gustav Jung sagte einmal, dass der Mensch nicht nur einmal, sondern dreimal geboren wird. Nach der ersten physischen Geburt wird als zweite das Ego entwickelt. Die dritte Geburt beschrieb er als spirituelles Bewusstsein, welches häufig nicht entwickelt wird, da sich viele Menschen nur auf ihr Ego, also ihr konditioniertes Verhalten, oder auf diese festgefahrenen und wenig flexiblen mentalen Gewohnheiten konzentrieren würden. Er betonte stets, wie wichtig spirituelle Erfahrungen für unser Wohlbefinden sind.

Man weiß heute, dass bei Menschen mit einem tiefen Glauben Depressionen praktisch nicht anzutreffen sind. Bei traditionellen Völkern, wo der Glaube noch tief in den Menschen verwurzelt ist, stellen Depressionen und Burnout-Erkrankungen kein gesellschaftliches Problem dar. Nun ist es nicht so einfach, von heute auf morgen ein spiritueller Mensch zu werden. Ich erinnere mich, als Kind einen tiefen Glauben an Gott gehabt zu haben. Häufig habe ich ihn um etwas gebeten, und meine Gebete starteten mit „Bitte lieber Gott, mach, dass…". Tatsächlich haben sich meine Bitten immer erfüllt und ich war sehr unglücklich darüber, dass ich meinen Glauben in der Jugend verloren habe. Heute bete ich gelegentlich wieder. Meinen einfachen kindlichen Glauben an den lieben Gott habe ich zwar nicht zurückbekommen, aber Gott existiert wieder für mich als eine unergründliche höhere Instanz und ich kann wieder beten.

Wichtig beim Beten ist die hier schon des Öfteren erwähnte Dankbarkeit. Sich zu bedanken ist ein sicherer Weg, um sich besser zu fühlen, eine höhere Schwingung zu erlangen und Positivität auf sich zu ziehen. Beim Bitten ist Bescheidenheit übrigens unnötig, genau wie beim Wünschen. Wir haben alle Fülle verdient und dürfen uns alles wünschen.

Ein Gebet ist eine wunderbare Sache und ich rate dazu, denn es hat mehrere positive Effekte. Man kommt von einer passiven Haltung ins aktive Tun. Unsere Bitte wird in Worte gefasst und unsere Probleme werden klarer, sobald sie ausformuliert werden. Es wird die Voraussetzung dafür geschaffen, sie anzugehen. Weiterhin vermittelt uns das Beten das Gefühl, dass wir unsere Last teilen können und nicht allein sind. Wir können mehr offenbaren, als wir Familienmitgliedern, Freunden oder Ärzten erzählen würden. Wenn wir jemandem wirklich alles anvertrauen können, dann Gott. Durch die Wiederholung eines Gebets, in dem es um eine Bitte oder eine Erfüllung geht, kommen wir vermutlich eher ins Handeln, als wenn unsere Wünsche und Bitten unklar im Unterbewusstsein bleiben.

Dabei ist eine Religion so gut wie die andere. Kühe können verschiedene Farben haben, aber die Milch ist immer weiß. Für mich persönlich ist es wichtig, dass ich mein Gebet an einen gütigen und liebenden Gott richte. Ein strafender Gott, der Sühne und Vergeltung im Sinne hat, wäre nichts für mich.

Im Yoga ist es so, dass es verschiedene Yogawege gibt, um zur Erleuchtung zu kommen. Der kürzeste dieser Wege ist das Bhaktiyoga, das Yoga der Gottesverehrung. Ein Gebet ist hier die stärkste Form von Energie, die man erzeugen kann.

Es ist schön, ein Gebet sehr persönlich und individuell zu verfassen. Es ist aber auch möglich, das Vaterunser oder bereits vorhandene Gebete zu verwenden. Hier ein altes Gebet von Franz von Assisi:

„Oh Herr, mache mich zum Werkzeug Deines Friedens:
Dass ich Liebe übe, wo man mich hasst,
dass ich verzeihe, wo man mich beleidigt,
dass ich verbinde da, wo Streit ist;
dass ich die Wahrheit sage, wo der Irrtum herrscht;
dass ich den Glauben bringe, wo der Zweifel drückt;
dass ich Hoffnung erwecke, wo Verzweiflung quält;
dass ich Dein Licht anzünde, wo die Finsternis regiert;
dass ich Freude bereite, wo Kummer wohnt.
Ach Herr, lass Du mich trachten:
Nicht, dass ich getröstet werde, sondern dass ich tröste;
nicht dass ich verstanden werde, sondern dass ich andere verstehe;
nicht dass ich geliebt werde, sondern, dass ich liebe.
Denn: Wer da gibt, der empfängt;
wer sich selbst vergisst, der findet;
wer verzeiht, dem wird verziehen;
und wer da stirbt,
der erwacht zu ewigem Leben."

Eine besondere Art des Gebetes ist die, Gott bereits im Voraus dafür zu danken, was wir realisieren möchten. So ein Dankgebet räumt jeglichen Zweifel aus und suggeriert keinen Mangel, wie es eine Bitte tut. Wünschen wir uns ein erfolgreiches Projekt, könnte ein Gebet vielleicht so aussehen: „Lieber Gott, vielen Dank dafür, dass mein Projekt erfolgreich sein wird."

Beten ist eine herzorientierte Technik. Man sagt, je älter eine Religion ist, umso mehr wurde sie auf herzorientierte Menschen abgestimmt, denn damals gab es wenige kopforientierte Menschen. Meditation dagegen ist eine Technik, die kopforientierten Menschen mehr entspricht, was den Boom der Meditation hier im Westen erklären könnte.

Bei dem vielen Elend und den Kriegen, die durch Religionen und Fanatismus entstanden sind, ist es nicht verwunderlich, dass wir uns hier im Westen zumeist von blindem Glauben und leeren Worten in unseren institutionalisierten Kirchen abgewendet haben. Außerdem leben wir in einer hoch technisierten und rationalen Leistungsgesellschaft, in der alles berechnet und erforscht wird. Die Wissenschaft scheint unser Glaube zu sein, aber Wissenschaft und Glaube müssen sich nicht ausschließen. Der Nobelpreisträger Werner Heisenberg soll einmal gesagt haben:

„Der erste Trunk aus dem Becher
der Naturwissenschaft macht atheistisch,
aber auf dem Grunde des Bechers wartet Gott".

Zu glauben oder spirituell zu sein muss jedoch nicht bedeuten, eine bestimmte Frömmigkeit in Bezug auf bestimmte Glaubensregeln einer festgeschriebenen Religion zu leben. Es bedeutet, sich mit einer höheren Macht zu verbinden, die ewig ist und uns Kraft geben kann. Diese Kraft ist immer bei uns, in jedem Moment, und fordert nichts. Es ist ein tiefes Vertrauen in uns selbst und das Leben und der Glaube an das Gute und die Liebe. Es kann sinnvoll sein, sich einmal zu positionieren und sich Fragen darüber zu stellen, wo man steht. Glaubst du an Gott? Was sind deine Erfahrungen mit Religion? Was würdest du einer höheren Macht, Gott, gerne sagen?

Der berühmte Psychologe Abraham Harold Maslow untersuchte Mitte des letzten Jahrhunderts Wesensmerkmale gesunder Menschen und machte eine interessante Entdeckung: Die Menschen, die mystische Erfahrungen hatten, die Momente tiefer Ehrfurcht, des Glücks und der Seligkeit und auch Visionen des Übernatürlichen erlebten, waren nicht etwa krank, sondern die gesündesten, die er finden konnte.

Ich weiß nicht, ob es ein Zufall ist, aber in den Jahren, in denen es meiner Psyche sehr schlecht ging, hatte ich die Verbindung zu Gott verloren und es fühlte sich so an, als würde ich durch die Hölle gehen. In meiner Kindheit fühlte ich mich begleitet und geliebt von Gott und jetzt ist dort auch wieder eine gute Verbindung. Sie gibt mir Stärke und ich freue mich darüber, wieder die Wunder und die Schönheit in der Welt sehen zu können. Es scheint fast so, als seien Himmel und Hölle hier auf dieser Erde erlebbar.

Die hochentwickelten Völker aus unserer Vergangenheit verfügten alle über eine tiefe Spiritualität und ich persönlich denke, dass diese uns fehlt.

Übung: Lass dir von Gott zuschauen

Diese Übung ist sehr alt und verändert das Leben grundlegend. Stell dir vor, dass Gott dir zuschaut. Viele Dinge, die du sonst getan hast, wirken dann absurd und albern, andere werden einfacher bei dem Gedanken, dass Gott dich dabei sieht. Mit dieser Technik bemerkt man nach sieben Tagen eine Veränderung. Vielleicht gehst du mit mehr Anmut, tratschst weniger oder ähnliches. Alles was du tust, ist dem Göttlichen würdig (frei nach Osho, „Was kann ich tun?“).

Übung: Arbeite für Gott

Stell dir vor, du arbeitest nicht für deinen Arbeitgeber, sondern für Gott. Tue alles für einen höheren Zweck. Deine Arbeit und die Art, wie du sie ausführst, wird eine neue Qualität erhalten.

Selbstverständlich können alle Zweifler und Atheisten dieses Kapitel vernachlässigen und ihre Wünsche vielleicht lieber in Form von Visualisierungen oder in der Beantwortung der Wunderfrage kreieren.

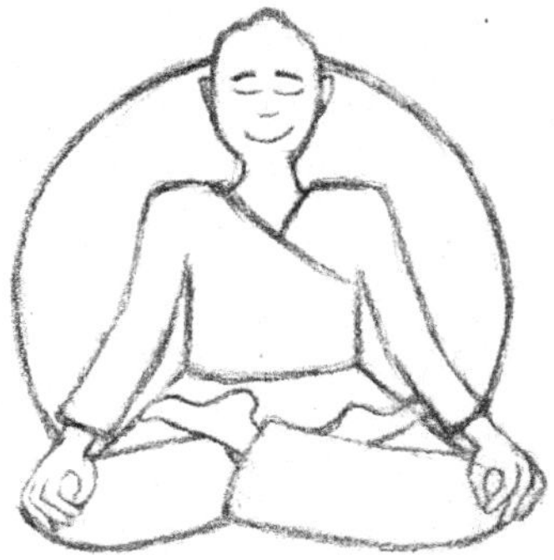

Ishti: Falls du das Glück hast, zu glauben: Such dir einen heiligen Ort, vielleicht einen Wald oder eine Ecke im Zimmer, wo du regelmäßig betest. Beginne immer mit Dankbarkeit. Lass daraus ein Ritual werden.

Höhere Emotionen - höhere Frequenzen

„Realität ist eine Illusion, allerdings eine sehr hartnäckige. Passen Sie sich der Frequenz der Realität an, die Sie sich wünschen, und Sie kommen nicht umhin, sie zu bekommen. Das ist keine Philosophie, das ist Physik.“

Albert Einstein

Alles ist Schwingung und Resonanz. Das weiß heute die moderne Physik und auch die Medizin ist auf dem Weg dahin, diese Erkenntnis für sich zu nutzen. Schwingen unsere Zellen miteinander als Team, haben wir ein Gefühl von Gesundheit. Auch Menschen wirken auf andere Menschen durch ihre Schwingungen. Begegnen wir Menschen, die wir mögen, schwingen wir vielleicht auf ihrer Frequenz - wir schwingen mit und sind in Resonanz mit ihnen. Macht uns jemand nervös oder gar aggressiv, ist das Gegenteil der Fall. Wir schwingen nicht mit.

Sind wir gut drauf, funktionieren viele Dinge ohne Schwierigkeiten. Sind wir dagegen schon mit dem falschen Fuß aufgestanden, will nichts richtig klappen. Der Unterschied ist die Frequenz. Es ist eigentlich so, dass uns die meisten Dinge im Leben nicht passieren, sondern dass wir sie anziehen. Alles im Kosmos ist Energie mit einer bestimmten Schwingungsfrequenz. Auch wir Menschen sind nichts anderes als eine Form von Energie, die auf eine ganz bestimmte und individuelle Art und Weise schwingt. Menschen, die mit einer höheren Frequenz schwingen, erscheinen wie Glückskinder, denen vieles zufällt. Menschen, die mit einer niedrigen Frequenz schwingen, empfinden ihr Leben oft als Katastrophe ohne Ausweg.

Wir Menschen, unser Geist, unsere Gefühle und unsere Körper sind vibrierende Energie, die auf einer bestimmten Frequenz schwingt.

Eine hohe Schwingungsfrequenz fühlt sich gut an, nahezu leicht, erhebend und belebend. Sie geht einher mit angenehmen positiven Gefühlen, wie zum Beispiel Dankbarkeit, Freude, Begeisterung, Frieden, Freiheit und Glück. Entsprechendes wird angezogen. Stehen wir zu uns selbst und unserer Umwelt in einer guten Beziehung, erschaffen wir eine harmonische Schwingungsfrequenz um uns herum, die zu Erfolg und Konstruktivität führt. Eine niedrige Schwingungsfrequenz führt dagegen zu negativen, bedrückenden Emotionen, wie Neid, Wut, Hass, Angst oder Verzweiflung. Wir befinden uns demzufolge irgendwo zwischen absolut tiefer Depression mit Suizidgedanken und der absoluten Wonne und Glückseligkeit. Je höher also unsere Schwingungsfrequenz, desto glücklicher sind wir. Einstein war der Meinung, dass wir unsere Probleme niemals auf derselben Ebene lösen können, auf der sie entstanden sind. Somit müssen wir aufhören, darüber zu grübeln und die Schwingungsebene wechseln.

Erhöhen wir unsere Schwingung, machen wir aber nicht nur uns selbst glücklicher, sondern erhöhen die Schwingungsfrequenz der ganzen Welt. Wir machen die Welt zu einem besseren Ort. Das ist der Grund, weshalb die Yogis, die zurückgezogen in ihren Höhlen meditieren, ein so hohes Ansehen genießen. Apropos Meditation - da haben wir auch gleich das beste Mittel, um die Schwingung zu erhöhen - die Meditation. Hier aber noch einige andere Verhaltensweisen und Dinge, die unsere Schwingung erhöhen können: Gedanken mit hoher Frequenz denken, vollkommene Präsenz im Hier und Jetzt, Gesellschaft von positiven Menschen, Kindern und Tieren, Visualisierungen von schönen Erlebnissen, Sport, Musik hören, Singen und Tanzen, gesundes und natürliches Essen, Konzentration auf Dankbarkeit, Wertschätzung und Liebe, Selbstliebe, anderen (und dir selbst) helfen, viel mehr Dinge tun, die Freude bereiten, einen Lebensplan verfolgen, Schönheit bewundern, Orte mit hoher Frequenz besuchen (Natur, Kraftorte), entrümpeln, lernen, lächeln und lachen, Kunst bewundern, freundlich sein, den Lebensstil anheben, beten, sich mit schönen Dingen umgeben. Auch der Kontakt mit Wasser erhöht unsere Schwingung, ob beim Hände waschen, beim Duschen, Baden oder Schwimmen.

Ich sehe es während meiner Arbeit jeden Tag. Diese Dinge werden von Menschen mit schweren psychischen Erkrankungen wenig gemacht. Weiß man erst einmal, dass alles Schwingung ist, ist es so einfach zu erkennen und zu fühlen, wo eine hohe Schwingung ist und wo eine niedrige Frequenz herrscht.

Kleine Dankbarkeitsübung

Dankbarkeit ist eine ganz besonders wirksame Technik, um die Schwingung zu erhöhen und mehr Positives anzuziehen. Es gibt viele Möglichkeiten, Dankbarkeit zu praktizieren. Vielleicht im Gebet oder in der Meditation. Besonders schön finde ich die kleinen Techniken, die wir im Alltag anwenden können, wie das schon erwähnte Bilden von Begriffen, für die man dankbar ist, aus den einzelnen Buchstaben von Wörtern, die man zufällig liest. Da ich häufig im Auto sitze, habe ich vor einiger Zeit damit begonnen, mir die mittleren Buchstaben des Nummernschildes vor mir anzusehen und Begriffe zu bilden, die mit diesen Buchstaben beginnen und für die ich dankbar bin. Aber es gibt noch eine weitere schöne Übung, die uns dazu bringt, Dankbarkeit überhaupt wieder wahrzunehmen:

- Stecke dir morgens eine Handvoll Trockenerbsen in die linke Tasche deiner Jacke oder deiner Hose.
- Erlebe nun deinen Tag und sage danke für die Dinge, die dir geschehen und die du als positiv empfindest. Für jedes Danke wechselt eine Erbse von deiner linken in deine rechte Tasche.
- Bevor du schlafen gehst, leere nun die Tasche aus. Erinnere dich nun Erbse für Erbse, bei welchem Anlass sie von der linken in die rechte Tasche wechselte.

- Vertiefe die Übung, indem du sie an mehreren Tagen nacheinander machst. Sie kann sogar in schweren Lebensphasen, bei Krankheit oder Verlust wohltuend wirkend.

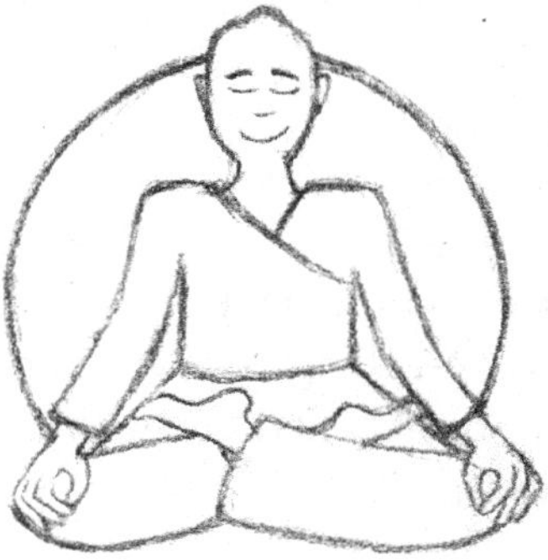

Ishti: Erhöhe deine Schwingungsfrequenz, denn mit einer hohen Frequenz kannst du viel eher ein Leben voller Glück, Freude, Fülle und Liebe leben. Suche dir eine Technik, die für dich passt und die du täglich anwenden kannst.

Die Macht der Musik

Schon im Alten Testament wird berichtet, dass Musik Depressionen heilen kann. David, der Hirtenjunge, der spätere König von Israel, befreit König Saul mit seinem Gesang und durch das Spiel seiner Harfe von dessen depressiven Grübeleien.

Musik ist die älteste aller Künste. Musik ist nicht nur ein Medium, um Gefühle auszudrücken, sie weckt auch Emotionen, wie z.B. Freude und Liebe. Ein trauriges Lied kann uns innerhalb von Sekunden in eine melancholische Gemütsverfassung versetzen. Umgekehrt gibt es Lieder, die unsere Laune heben. Kaum ein äußerer Reiz kann unsere Stimmung so stark beeinflussen, wie die Musik - sie verändert unsere Schwingung augenblicklich. Inzwischen belegen sogar Studien, dass Musik noch viel mehr kann, als Gefühle zu wecken. Sie kann helfen zu heilen. Der Rhythmus der Musik aktiviert eine ganze Schar von Hirnbereichen. Forscher stellten fest, dass Musik im Gehirn bis tief in die Zentren der Gefühlsverarbeitung vordringt und unser Belohnungssystem aktiviert. Dieser Bereich des Gehirns wird immer dann aktiv, wenn wir fundamentale Bedürfnisse oder eine Sucht befriedigen. Wir empfinden ein intensives Wohlgefühl, wie beim Verzehr von Schokolade, im Drogenrausch, in religiöser Ekstase oder beim Sex.

Musiktherapie wird zwar schon länger bei psychischen Beschwerden wie z.B. Depressionen und Ängsten, oder auch bei Schlafstörungen, Alzheimer und Tinnitus eingesetzt, aber dennoch steht die Forschung zur heilsamen Wirkung der Musik erst am Anfang. Inzwischen setzt sich mehr und mehr die Erkenntnis durch, dass gezielte Musiktherapie zu guten therapeutische Erfolge führen kann.

Insbesondere das Hören von Musik in 432 Hertz (Hz) soll eine Wohltat und Entspannung für den Menschen sein. Der natürliche Kammerton 432 Hz ist die Tonfrequenz, die mit dem Menschen, der Natur und dem Kosmos im Einklang schwingt. Hertz gibt die Anzahl der Schwingungen pro Sekunde an. Anfang des 19. Jahrhunderts wurde beinahe weltweit der künstliche Kammerton 440 Hz bestimmt. Die meisten Musikinstrumente werden daher leider in 440 Hz produziert, doch lassen sich beispielsweise Klavier, Geige und Gitarre leicht umstimmen auf den harmonischen Ton 432 Hz. Musik in 432 Hz hat eine entspannende und heilsame Wirkung auf den Menschen, öffnet das Herz und verbindet mit Himmel und Erde, denn wir schwingen in Resonanz mit dem Ton der Erde. Ist der Mensch nun der heute allgegenwärtigen Schwingungen und Musik auf 440 Hz Basis ausgesetzt, so entsteht dadurch bei sensiblen Menschen Anspannung, weil sich das Ohr und das Gehirn sozusagen die Töne zurechtbiegen und zurechthören müssen, um die quasi „künstlichen“ Töne an das natürlich angelegte Resonanzsystem des Menschen anzugleichen und zu integrieren.

Die gute Nachricht ist, dass Musik in 432 Hz erhältlich ist. Probiere es doch mal aus. Übrigens soll insbesondere Barockmusik aufgrund des konstanten Tempos unserer Seele guttun.

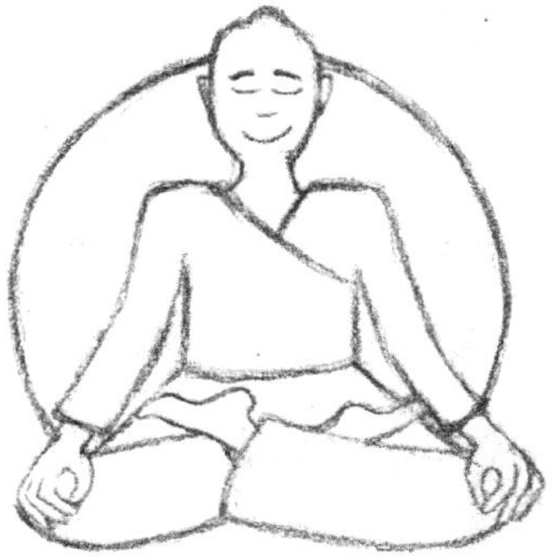

Ishti: Wenn du ein Faible für Musik hast, dann beginne, sie für dich zu nutzen und lass dich von ihr in bessere Stimmungslagen tragen.

Singen und Summen

Dass sich Singen ebenso positiv auf die körperliche und psychische Gesundheit auswirkt, hat die moderne Forschung inzwischen ausreichend bewiesen. Studien zeigen, dass nach 30 Minuten Singen unser Gehirn erhöhte Anteile von stimmungsaufhellenden Hormonen wie Beta-Endorphinen, Noradrenalin und Serotonin produziert. Stresshormone wie Cortisol werden gleichzeitig abgebaut. In einigen fortschrittlichen Kliniken gehört Singen bereits zum Therapiekonzept. Besonders gemütsaufhellend soll das gemeinsame Singen wirken. Phänomene wie das Wirtshaus- oder das Rudelsingen deuten darauf hin, dass wir heute noch genauso viel Freude am Singen haben wie unsere Großeltern, die Volkslieder sangen. Das Singen hat ein Comeback. Es tut uns nicht nur gut - es macht einfach Spaß.

Aber auch Summen kann heilen. Hier können wir die Schwingung quasi spüren. Durch bewusstes Summen können wir uns selbst beruhigen und unseren Körper und Geist heilen, ähnlich wie Katzen, die schnurren. Durch Summen entsteht eine sich ausbreitende sogenannte Summwelle, die den gesamten Körper in feine Schwingung versetzt, die Gehirnhälften synchronisiert und Stress abbaut.

Die Bienenton-Atmung

Im Yoga gibt es die Brahmarie-Übung, die Bienenton-Atmung:

- Beim Einatmen erzeuge den Ton einer Hummel.
- Beim Ausatmen (nach einer Pause) erzeuge den Ton einer Biene. Summe in einer dir angenehmen Tonlage.
- Experimentiere - verschließe die Ohrmuscheln, summe höher oder tiefer.

Die Übung hilft, Freude im Herzen zu spüren, die Stimme zu stärken und das Volumen der Lungen zu vergrößern.

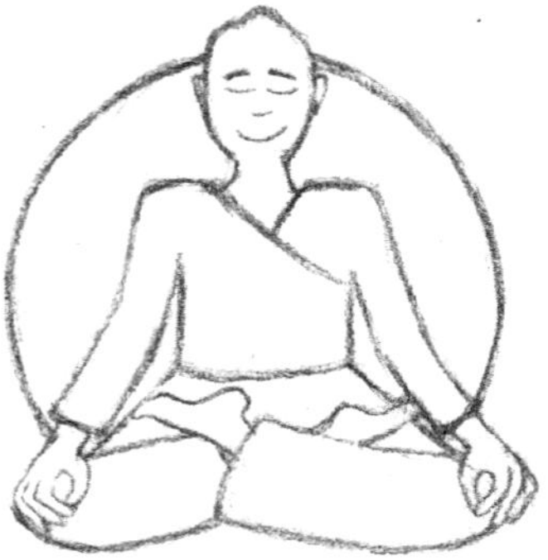

Ishti: Gewöhn dir an, zu singen oder zu summen. Auch das kann deine Stimmung schnell verbessern.

Shinrin Yoku - Waldbaden

In Japan gerne gegen Depressionen eingesetzt, aber hier noch ein wenig belächelt, ist der Spaziergang im Wald, der ein echtes Allheilmittel darstellt. Was unsere Großeltern schon wussten, ist heute wissenschaftlich belegt. „Shinrin Yoku" bedeutet: Ein Bad in der Atmosphäre des Waldes nehmen. Waldbaden ist in Japan ein fester Bestandteil der Gesundheitsvorsorge, und tatsächlich belegen heute Studien den sogenannten Biophilia-Effekt, dem menschlichen Bedürfnis, sich mit der Natur und ihren Lebewesen zu verbinden. Untersuchungen haben gezeigt, dass unser Blutdruck sinkt und Stresshormone abgebaut werden, wenn wir uns im Wald aufhalten. Wir kommen zur Ruhe, steigern unsere Abwehrkräfte und tun unserem Herzen und unserer Lunge etwas Gutes. Erste Studien aus Japan zeigen, dass Waldbesuche möglicherweise die Bildung von Anti-Krebs-Proteinen und der Herzschutzsubstanz DHEA (Dehydroepiandrosteronacetat) begünstigen. Vermutlich ist unser Körper in der Lage, die Kommunikationsstoffe der Bäume zu entschlüsseln und positiv für sich einzusetzen. Eigentlich nicht verwunderlich, sind wir doch das Ergebnis eines Jahrmillionen währenden Evolutionsprozesses und ein Teil der Natur.

Das „Waldinnenklima" besitzt viele positive Eigenschaften: Die Kronen der Bäume schützen uns vor Sonnenstrahlen und die Bäume verdunsten viel Wasser, was zu kühleren Temperaturen und einer höheren Luftfeuchtigkeit führt. Und nebenbei produzieren die Bäume jede Menge Sauerstoff und ätherische Öle. Waldluft einzuatmen bedeutet eine Mischung aus vielen bioaktiven Substanzen über Haut und Lunge aufzunehmen, die von unterschiedlichsten Pflanzen abgegeben werden und eine höchst gesundheitsfördernde Wirkung haben. Das Grün der Bäume wirkt laut Farbpsychologie zudem nervenberuhigend und stärkend.

Die meisten von uns leben heute in einer sehr technisierten und künstlichen Umwelt, die nichts mehr mit der natürlichen Umgebung gemein hat, in der unsere Vorfahren noch lebten. Wir können uns aber wieder mit energiespendenden Orten in der Natur verbinden, um durch natürliche Quellen und Schwingungen zu regenerieren. Je häufiger wir uns an solchen Orten aufhalten, desto besser.

Achtsamer Waldspaziergang

- Spüre einmal in deinen Körper hinein und verbinde dich mit deinem Atem, bevor du losgehst.
- Nimm dann jeden deiner Schritte wahr.
- Achte auf alle Sinneseindrücke: die Rinde eines Baumes, die Farbe der Blätter und der Blumen, den Gesang der Vögel usw.
- Beobachte, wie dein Geist abdriftet und zurückkehrt zu den Sinneswahrnehmungen, den Farben, Formen, Düften, Geräuschen usw.
- Halte dann und wann inne, um Details zu beachten (z.B. eine Ameise, ein Nest, besondere Blätter, die Art, wie die Sonne durch die Blätter blitzt oder die Wolken ihre Form verändern).

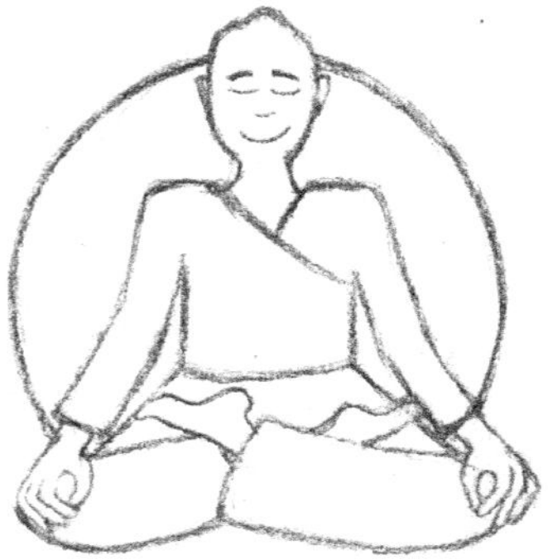

Ishti: Zeit in der Natur zu verbringen und kraftvolle Orte wie einen Wald zu besuchen, bringt dir wieder Energie. Mache das, so oft es dir möglich ist.

Vielleicht auf den Hund kommen

In meinem Leben hat der Hund eine so außerordentliche Rolle gespielt, dass ich ihm ein ganzes Kapitel widme. Schauen wir mal genau hin. Man kann viel von ihm lernen. Er ist treu, loyal, zuverlässig und sehr empathisch. Er will gefallen und Menschen, die Schwierigkeiten mit dem Schließen von Freundschaften haben, können sich eine Menge von ihm abschauen.

Denke ich an die traumatischen Erlebnisse in meiner Kindheit zurück, so war der Hund der einzige, der immer bei mir war. Selbst dann, wenn die Erwachsenen versäumt haben, mir als Kind den Schutz zu geben, der nötig gewesen wäre, oder mich nach bedrohlichen Situationen einfach alleine ins Bett geschickt haben, war ich doch nicht ganz alleine. Der Hund lag bei mir und schenkte mir ein wenig Wärme und Nähe. Gerne scherze ich heute bei wohl behüteten Mitmenschen, dass ich unter Wölfen aufgewachsen bin, da es in meiner Familie etwas rabiater zuging. Aber Wölfe sind besser als ihr Ruf. Wie gerne wäre ich unter Wölfen aufgewachsen. Sie kümmern sich um ihre Alten und schützen gemeinsam ihre Jungen. Ein Rudel hält zusammen. Wir können viel von den Wölfen lernen.

Wer mit einem Hund aufgewachsen ist und Freude und Liebe durch ihn erfahren hat, der kann in schweren Zeiten wieder Freude und Liebe aufleben lassen, indem er sich einen Hund anschafft. Das Gehirn wird aktiver und durch die Liebe zum Haustier wird das Herz geöffnet. Der Mensch ist wieder im höheren Schwingungsbereich von Freude und Liebe und wird auch wieder Freude und Liebe anziehen. Durch die Beschäftigung mit dem Tier ist der Mensch automatisch im Hier und Jetzt und ganz nebenbei sorgt er für Bewegung, frische Luft, Rituale und Small-Talk-Training. Um schüchterne Menschen zu coachen, muss man sich in soziale Situationen begeben. Läuft man einfach durch einen gut besuchten Park, ist es sehr unwahrscheinlich, dass man mit jemandem ins Gespräch kommt. Geht man aber mit einem

Hund durch einen Park, kommt man mit vielen Menschen ins Gespräch. Kinder erkundigen sich danach, ob sie ihn streicheln dürfen, andere Hundebesitzer interessieren sich für die Rasse oder man beobachtet gemeinsam, wie die Hunde miteinander spielen. Es wäre für viele Coaching-Situationen sinnvoll, einen Hund dabei zu haben. Außerdem haben Tiere, wie Kinder, eine hohe Schwingungsfrequenz, da sie nicht im Widerstand mit dem sind, was ist. So erhöht sich ganz automatisch auch unsere Schwingung, wenn man mit ihnen Zeit verbringt.

Zugegeben, man muss ihn sich leisten können und benötigt für Urlaube und Abwesenheiten eine Betreuung. Ein Hund ist etwas für Menschen, die Verantwortung tragen können und über genug Antrieb verfügen. Psychologen haben herausgefunden, dass sich das psychische Wohlempfinden eines Haustierhalters dann verbessert, wenn er die Haltung des Tieres als eine bedeutende Aufgabe in seinem Leben sieht. Einen negativen Effekt auf die Psyche hat die Haustierhaltung dann, wenn die finanzielle Belastung zu groß für das Budget des Haustierhalters geworden ist oder er eine zu starke Bindung zum Haustier hat, er also soziale Bindungen zu Menschen ersetzt. Die Anschaffung ist also gut abzuwägen, je nach Typ und individueller persönlicher Situation.

Ein Hund kann eine unglaubliche Bereicherung und ein Quell von Freude und Liebe sein. Es versteht sich natürlich, dass auch eine Katze einen ähnlichen Effekt haben kann. Eine schnurrende Katze, deren weiches Fell wir fühlen, streichelt unsere Seele. Wir können mit Haustieren Liebe in unser Leben ziehen und zu einer höheren Schwingung kommen. Wie sagt man so schön? Der Hund ist der beste Freund des Menschen und das seit tausenden von Jahren. Auch die Katze sucht schon seit tausenden von Jahren die Nähe des Menschen und wurde von einigen Völkern nahezu verehrt. Hunde und Katzen bleiben freiwillig bei uns und das ist das Besondere an ihnen. Sehe ich in Wohnungen Tiere in Gefangenschaft, so wie Fische, Vögel oder Meerschweinchen, löst das bei mir ein wenig Traurigkeit aus, weil sie jederzeit die Flucht ergreifen würden, wenn es ihnen möglich wäre. Das ist bei Hunden und Katzen anders - sie kehren freiwillig zum Menschen zurück.

Der Hund wird inzwischen auch erfolgreich als Therapiebegleithund z.B. bei Angststörungen eingesetzt. Speziell ausgebildete Therapiebegleithunde haben ein feines Gespür für Stimmungen und können Menschen mit psychischen Erkrankungen bei der Alltagsbewältigung helfen. Solche Hunde können eine enorme Erleichterung bringen, da sie persönliche Krisensituationen direkt erspüren und beruhigend auf den Menschen einwirken, um z.B. Panikattacken zu verhindern oder zu beenden. Die Hunde stärken das Selbstvertrauen der Betroffenen, bauen Ängste ab und helfen in Stresssituationen. Leider werden die Kosten nicht von den gesetzlichen Krankenkassen übernommen. Ich bin der Meinung, dass auch ein nicht speziell ausgebildeter, sondern nur gut erzogener Hund schon eine große Hilfe sein kann.

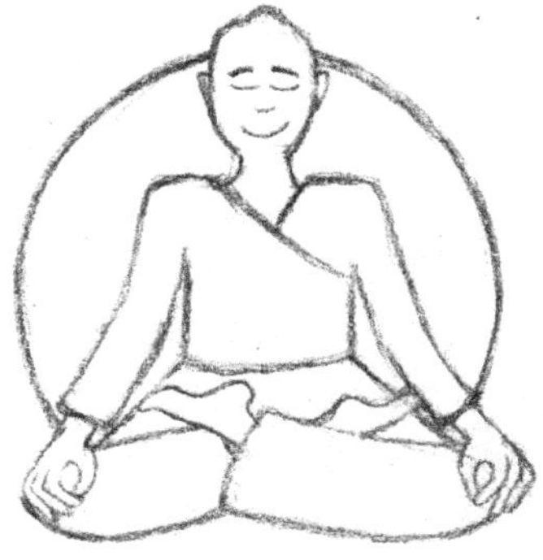

Ishti: Wenn du der Typ dafür bist und genug Antrieb hast, kann ein Haustier dein Leben bereichern.

Quantenheilung

„Eine sofort wirksame, leicht erlernbare Heiltechnik, die sich nicht nur um den Körper, sondern auch um den Geist kümmert."

Frank Kinslow

Auch auf quantenphysikalischer Ebene ist alles in Vibration, in Schwingung, und damit in Bewegung. Alles ist mit allem verbunden und beeinflusst sich gegenseitig. Für die Quantenheilung ist es von Bedeutung, wie und auf welcher Frequenz wir schwingen. Die Methode verspricht eine leichte und schnelle Heilung durch die Arbeit mit reinem Bewusstsein, wobei allein die Absicht zu helfen hier schon zu erstaunlichen Ergebnissen führen soll.

Quantenheilung geschieht auf einer sehr feinstofflichen Ebene. Man bezieht sich hier auf die energetische Physik, also die Quantenphysik. Wir sollen wieder zu unserer ursprünglichen Form zurückfinden, also zu der, die wir eigentlich haben müssten, die aber z.B. durch seelische Verletzungen verändert wurde. Bereits Einstein berichtet von diesen Urformen, die er Felder nannte.

Der US-amerikanische Chiropraktiker Frank Kinslow setzte die Quantenheilung bei seinen Patienten erstmals Ende der 1980-er Jahre ein und berichtete von großen Erfolgen. Er ging davon aus, dass wir schwingende Energie sind. Bei seiner Quantenheilung wurde das Körper-Energiefeld des Patienten meist durch das sanfte Berühren zweier Punkte ins Gleichgewicht gebracht. Sie kann aber auch berührungslos und über eine große Distanz erfolgen. Die Energie folgt einfach der Aufmerksamkeit. Reine positive Energie soll direkt auf Körper und Unbewusstes des Patienten wirken. Bei dieser Methode braucht der Behandelnde nicht einmal eine genaue Kenntnis des Leidens zu haben.

Beispiel für die Anwendung der Matrix Quantenheilung Zwei-Punkte-Methode:

1. Gehe mit deinen Gedanken zu deinem Problem. Konzentriere dich darauf.
2. Suche ganz intuitiv den ersten Punkt. Dieser kann z.B. genau dort sein, wo sich das körperliche Problem befindet, das dich am stärksten belastet. Berühre diese Stelle mit der linken Hand und lenke das Bewusstsein auf deine linke Hand.
3. Suche dann mit der rechten Hand den zweiten Punkt, den Lösungspunkt, intuitiv an deinem Körper oder außerhalb. Der richtige Punkt ist gefunden, wenn z. B. Wärme, manchmal auch Kälte oder ein Kribbeln, zu spüren ist.
4. Formuliere ein positives Ziel! Zum Beispiel bei Verspannungen: Diese Stelle meines Körpers wird jetzt beweglich und ist frei von Verspannungen.
5. Nimm nun beide Punkte gleichzeitig wahr.
6. Gehe zwischen deine Gedanken und verweile einige Minuten (bis zu fünf Minuten oder länger) dort. Es könnte sich eine Welle aufbauen (aus der Quantenphysik bekannt), die dann kollabiert.

Quantenheilung soll das vegetative Nervensystem spontan und sofort in einen Zustand versetzen, in dem tiefe, heilende Prozesse möglich sind. Das Nervensystem wird dazu unmittelbar auf Heilung programmiert und soll das reorganisieren, was nicht optimal funktioniert.

Eine weitere Methode der Quantenheilung stellt der Healing Code dar, der von Alex Loyd und Ben Johnson entwickelt wurde. Auch von dieser Methode gibt es viele begeisterte Anhänger. Hier direkt die Anleitung zum Ausprobieren:

1. Definiere die Stärke deines Problems auf einer Skala von eins bis zehn.

2. Erspüre das Gefühl, das mit diesem Problem verbunden ist. Gehe in deinen Lebenserinnerungen zurück bis zum frühesten Zeitpunkt, an dem du dieses spezifische Gefühl schon einmal hattest. (Mach den Code in Bezug auf diese Erinnerung, bevor du das aktuelle Problem bearbeitest, oft geht damit das aktuelle Problem auch gleich weg - falls keine Erinnerung kommt, dann bearbeite das aktuelle Thema)

3. Sage nun das Heilungsgebet auf: Ich bitte darum, dass alle mir bekannten und unbekannten negativen Bilder und Erinnerungen, ungesunden Glaubenssätze, destruktiven Zellerinnerungen und Prägungen durch meine Vorfahren, sowie sämtliche körperliche, emotionale, mentale und spirituelle Beeinträchtigung durch .... (nenne das Problem) aufgespürt, erschlossen und geheilt werden mögen, indem mich universelle Heilenergie und Lebenskraft erfüllen. Auch bitte ich darum, dass die Wirkkraft dieser Heilung auf die für mich optimale Intensität verstärkt wird.

4. Führe nun den Healing Code (Handpositionen) mindestens sechs Minuten lang aus. Beginne mit Position eins des Universellen Healing Codes, halte die Position 30 Sekunden lang und gehe zur nächsten Position. Durchlaufe die Positionen für mindestens sechs Minuten: Zuerst halte die Finger auf Höhe der Stirn, dann auf Höhe der Kehle, dann an den Kiefer und zuletzt auf Höhe der Schläfen.

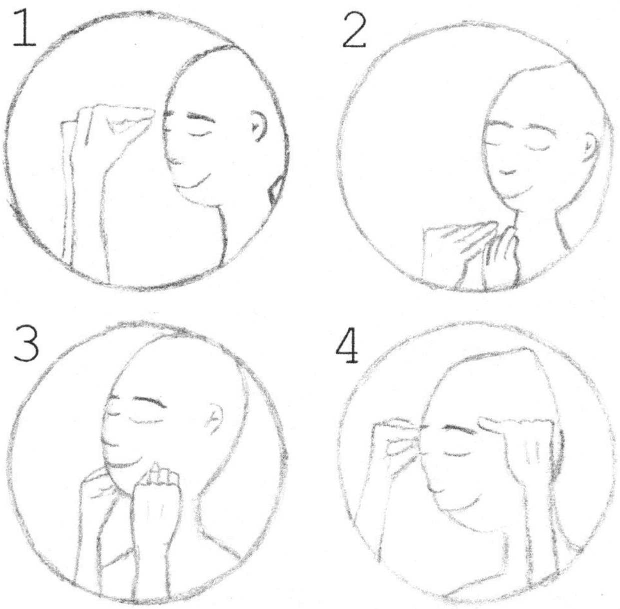

5. Erfühle nochmals die Stärke des Problems. Gibt es eine Veränderung?
6. Wiederhole allenfalls den Code mehrmals täglich, bis Linderung eintritt.

Da mir ein Naturwissenschaftler erklärt hat, Quantenheilung habe rein gar nichts mit Quantenphysik oder ähnlichem zu tun und sei eigentlich eher eine Entspannungsübung, deren positive Effekte lediglich auf Autosuggestion beruhen, möchte ich auch erwähnen. Falls es dann der Placeboeffekt ist, der die Heilungen erklärt, oder aber das Gebet, das die positive Wirkungen auslöst, ist das auch in Ordnung. Hauptsache es hilft. "Wer heilt hat Recht", soll Paracelsus gesagt haben.

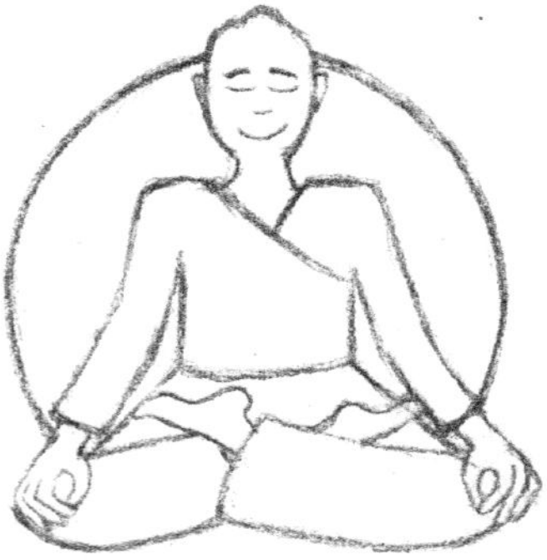

Ishti: Vielleicht bringt dir Quantenheilung die erwünschte Erleichterung und stößt bei dir Heilprozesse an. Versuch macht klug.

Tagesstruktur und Morgenroutine

Eine Arbeit zu haben hat positive Auswirkungen auf unsere Gesundheit. Arbeitslose weisen eine höhere Kranken- und Sterblichkeitsrate auf, sind wesentlich höheren gesundheitlichen Belastungen ausgesetzt und verfügen über deutlich geringere gesundheitliche Ressourcen als Erwerbstätige. Eine geregelte Arbeit dagegen führt zu mehr Aktivität, einer Tagesstruktur und zu sozialen Kontakten, insgesamt zu einer höheren Lebensqualität, mehr Selbstwertgefühl und Unabhängigkeit. Natürlich ist es sinnvoll, eine Auszeit zu nehmen, wenn wir krank sind, aber eine Tätigkeit, die zudem noch den Geldbeutel aufbessert, ist Gold wert und tatsächlich gut für die Gesundheit.

Ich habe es oft erlebt, dass mir Klienten für einen Hausbesuch dankten, alleine aufgrund der Tatsache, dass sie aufstehen und duschen würden, wenn ich käme. Der ganze Tag würde dann infolge des frühen Termins am Morgen anders ablaufen. Einen kompletten Tag in Joggingkleidung herumzuliegen und nichts tun kann mal ganz entspannend sein, ist jedoch auf Dauer Gift für unser psychisches Wohlbefinden. Auch ohne Erwerbstätigkeit kann man sich eine gesunde Tagesstruktur aufbauen. Dafür benötigt man etwas organisatorisches Talent und Durchhaltevermögen. Meistens hilft es bereits, sich morgens immer zur selben Zeit zu duschen und einige Rituale mit festen Zeiten in den Tagesablauf einzubauen.

Da der Beginn des Tages besonders wichtig ist, möchte ich hier insbesondere von der Morgenroutine berichten und sie jedem ans Herz legen. Man hat herausgefunden, dass viele erfolgreiche Menschen dieses Geheimnis haben - eine gute Morgenroutine. Wie wir unseren Morgen beginnen, entscheidet über den weiteren Verlauf des Tages. Sind wir morgens kopflos und hektisch, werden wir diese Energie mit in den weiteren Tag nehmen. Starten wir den Tag dagegen entspannt und fokussiert, wird auch das den weiteren Verlauf beeinflussen. Eine positive Einstimmung auf den Tag kann unseren Tag verändern, unsere Wochen und unser Leben. Wichtig ist, dass wir sie selbst gestalten, täglich ausführen und langfristig beibehalten. Setze dir dafür eine feste Zeit und schlafe vorher ausreichend. Hier einige Ideen, um sich einen Wundermorgen zu gestalten:

- Eher Aufstehen
- Ein Glas Wasser trinken
- Kaffee oder Tee zubereiten
- Gesund Frühstücken
- Sport, Gymnastik oder Yoga
- Musik oder Radio hören
- Die Zeitung oder ein Buch lesen
- Dankbarkeit praktizieren
- Meditation und Selbstreflexion
- Tagesplanung und Vorbereitung
- Tasche und Unterlagen zusammenräumen und packen
- Ein Spaziergang mit dem Hund
- Erledigung erster kleiner Aufgaben des Tages

Die Morgenroutine ist eine Gewohnheit und wird sich immer mehr festigen, je häufiger sie ausgeführt wird bis der Ablauf automatisiert erfolgt.

Mit der richtigen Einstellung kann eine durchdachte Morgenroutine unser Leben entscheidend verändern. Will man sich verändern und sich eine neue Gewohnheit aneignen (dies kann die Morgenroutine, die regelmäßige Meditation oder jede andere gewünschte Gewohnheit sein), ist es sinnvoll, dieses über einen Zeitraum von 40 Tagen zu praktizieren. 40 Tage sind in vielen Religionen eine bedeutsame Zeitspanne. In der Bibel heißt es: 40 Tage dauerte die Flut auf der Erde. Die Fastenzeit beträgt auch 40 Tage. Innerhalb von 40 Tagen erneuern sich die Zellen im Blutkreislauf. Man kann die mythische Zeitspanne von 40 Tagen für sich nutzen und sollte sie für eine neue gewünschte Gewohnheit einmal durchhalten.

Es ist nicht gerade einfach, das frühe Aufstehen, das so simpel zu sein scheint, als etwas nahezu übernatürlich positiv Wirkendes zu erklären. Schon in den Veden, den alten indischen Schriften, steht, dass zwischen zwei und sechs Uhr das feinste Element Äther herrscht, welches Reinheit, Leichtigkeit, Weite und feinste Schwingung beinhaltet. Um diese Zeit geschieht Meditation von ganz allein. Die Welt erholt sich, regeneriert, während alle Radios schlafen und die Computer noch heruntergefahren sind. Die Sikhs nennen die frühe Morgenstunde Amrit Vela. Amrit bedeutet heilig, Vela ist die Zeit von drei bis sechs Uhr. Hier sind die Frequenzen von elektronischen Geräten am niedrigsten und der Winkel der Sonne zur Erde ist für eine subtile Empfindlichkeit am vorteilhaftesten - es ist also die beste Zeit zum Meditieren.

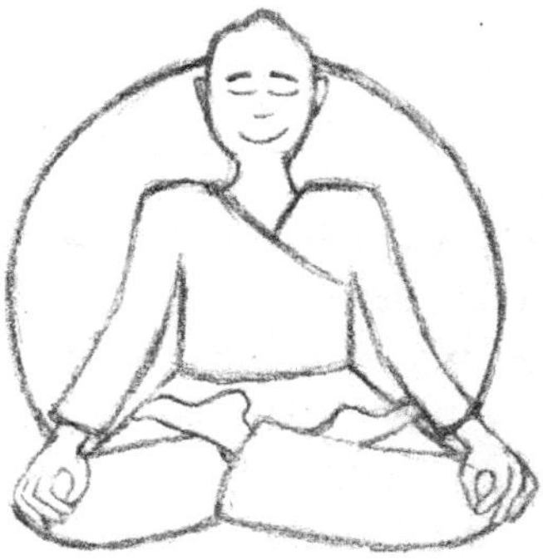

Ishti: Versuch doch mal, die frühen Morgenstunden für dich zu nutzen. Vielleicht kannst du so deinen Alltag ein bisschen zum Positiven verändern.

Schreiben

Positiv-Tagebuch

Von dieser Technik aus der Verhaltenstherapie haben mir viele Klienten berichtet. Das kann nur ein gutes Zeichen sein. Es geht darum, die positiven Dinge, die wir erleben, wieder ins Bewusstsein zu holen. Also werden dort ganz bewusst nur die schönen Momente eingetragen. Das Schöne wird wieder gesehen und gewürdigt und der Schreiber verbindet sich erneut mit der Kraft des Positiven. Die Einträge können auch kurzgehalten werden, wichtig ist jedoch, dass sie regelmäßig erfolgen.

Es ist ganz einfach:

- Kaufe dir ein schönes Heft oder Tagebuch.
- Beginne am Abend die Dinge einzutragen, die am Tag positiv waren. Überlege dir, worüber du dich gefreut hast und was schön war an diesem Tag. (Beispiel: Ein nettes Gespräch mit Kollegen, ein Eichhörnchen gesehen, es war kein Stau, das Mittagessen war lecker etc.)

Der Effekt ist einfach der, dass der Fokus wieder auf das Positive gerichtet wird. Dadurch ziehen wir wieder mehr Positives an. Außerdem können wir erkennen, was uns gutgetan hat und dieses bewusst in die Zukunft integrieren.

Schriftliche Übung zum Verzeihen

- Notiere auf einem Blatt Papier die Namen aller Menschen, von denen du deiner Meinung nach schlecht behandelt wurdest sowie auch die Namen der Menschen, die du schlecht behandelt hast.
- Notiere dir dazu auch das, was diese Menschen dir angetan haben und warum du die Menschen nicht magst oder gar verachtest.
- Entspanne dann und visualisiere mit geschlossenen Augen jede einzelne Person. Erkläre jeder Person, warum du sie in der Vergangenheit nicht mochtest oder verletzt hast und dass du ihr jetzt verzeihen wirst, damit sich die blockierte Energie löst.
- Schreibe dann auf das Papier: „Ich verzeihe euch allen und gebe euch frei". Denke dann noch einmal daran, was du den Menschen angetan hast und notiere: „Ich verzeihe mir und bin wieder frei".
- Zerreiß den Zettel und wirf ihn weg als Symbol für dein Loslassen.

nach Shakti Gaiwan, Kreativ Visualisieren

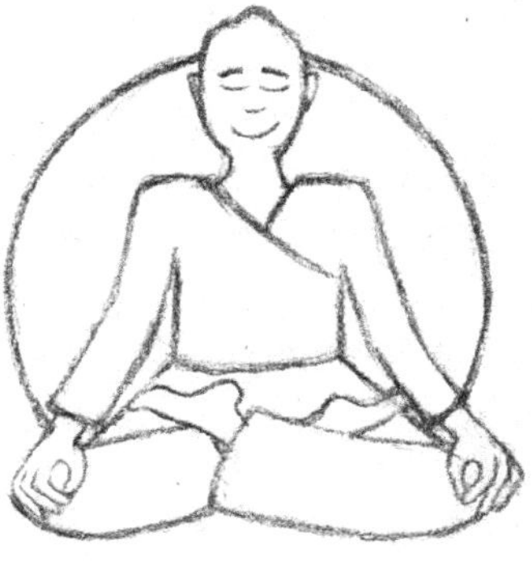

Ishti: Wenn dir Schreiben liegt, nutze die Schreibtechniken, um dich zu entwickeln.

Hypnotherapie

Hypnose ist ein sehr altes Heilverfahren, das mit der Kraft des Unterbewussten arbeitet. Das Herbeiführen von Trancezuständen zu therapeutischen Zwecken kannten sowohl die alten Ägypter als auch die alten Griechen. Erste Beweise für Hypnosetechniken lassen sich auf 4000 v.Chr. datieren. Die Praktik der Hypnose wurde 1027 n.Chr. von einem persischen Arzt niedergeschrieben und im 18. Jahrhundert zu Therapiezwecken von dem deutschen Arzt Franz Anton Mesmer wiederentdeckt.

Viele Menschen sind heute skeptisch und es gibt viele falsche Vorurteile der Hypnose gegenüber. Die Heilhypnose hat nichts mit einer Showhypnose zu tun, wo den Menschen scheinbar auf magische Art und Weise das Bewusstsein genommen wird und sie dem Willen des Hypnotiseurs unterworfen werden. Die Hypnose ist keineswegs einer Bewusstlosigkeit oder einer Narkose ähnlich und niemand kann einem Menschen unter Hypnose etwas wirksam suggerieren oder ihn zu etwas veranlassen, was nicht seiner Persönlichkeit entspricht. Auch kann er nichts ausplaudern - der Hypnotisierte weiß immer, was er sagt und tut, denn das Bewusstsein ist immer wach. Hypnose ist ein dem Schlaf verwandter Zustand, ein Zustand zwischen Wachen und Schlafen, in dem viele Körperfunktionen herabgesetzt sind und sich Ruhe und Entspannung in den Nerven und Muskeln ausbreitet.

Ziel einer Hypnose kann z.B. sein, traumatisch besetzte Bilder der Vergangenheit wieder zugänglich und erlebbar zu machen, um sie letztendlich wieder in die Biographie zu integrieren. Sie kann bei vielen psychischen und physischen Störungen angewendet werden wie z.B. bei Nervosität, Stress, Schlafproblemen, Suchterkrankungen, Essstörungen, Ängsten, Depressionen, Schüchternheit, Zwängen usw.

Hier kann ich aus dem Nähkästchen plaudern, da ich selbst eine Sitzung bei einem Hypnosetherapeuten besucht habe. Der Ablauf war folgender: Nach einem sehr ausführlichen Anamnesegespräch, in dem der Therapeut die individuelle Problematik abfragte, erfolgte in einer weiteren Sitzung bereits die Hypnotherapie. Ich sollte mir vorab eine kraftvolle Figur vorstellen und mich dann auf eine Liege niederlassen. Daraufhin erhielt ich eine Art Anleitung zur Tiefenentspannung, die mich mehr oder weniger in eine Art Trance versetzte. Ich sollte dabei durchgehend, ohne zu Blinzeln, einen Punkt an der Decke fixieren, was eine echte Herausforderung darstellte. Durch eine bestimmte Technik versetzte mich der Therapeut mit einer monotonen Stimme in eine traumatische Situation aus meiner Kindheit. Mich hat das sehr verwundert, da ich keine Einzelheiten berichtet hatte, aber mein Unterbewusstsein katapultierte mich direkt in eine der traumatischsten Situationen meines Lebens. Ich war damals sieben oder acht Jahre alt. Ich erinnerte mich, unglaubliche Angst in dieser Bedrohungslage gehabt zu haben. Auch das Gefühl während der Hypnose war sehr bedrohlich. Nun sollte ich mir diese Szene einmal genau anschauen. Diesmal wurde die kraftvolle Person integriert, die mir genau das geben sollte, was ich in dieser Situation eigentlich gebraucht hätte. Sie kam und beschützte mich, indem sie mich in den Arm nahm und mir Trost spendete. Ich wurde dazu angeleitet, diese Situation so ausgehen zu lassen, dass ich damit zufrieden war. So endete in meiner neuen Version die Szene mit Menschen, die sich gegenseitig Trost und Sicherheit spendeten, der Bösewicht wurde abgeführt und kehrte niemals wieder. Daraufhin wurde die Thematik seitens des Therapeuten auf das Thema Gesundheit verschoben. Ein Heiler kam auf mich zu und stärkte meinen Körper und mein Immunsystem. Auch ein Krafttier unterstützte mich. Das ganze Erlebnis war sehr intensiv und voller kraftvoller Bilder. Der Hypnotherapeut rundete die Stunde dann mit einem Abschlussgespräch ab.

Für mich war es ein sehr interessantes Erlebnis. Es hat mir geholfen. Vor allen Dingen hat es mich gelehrt, dass ich nicht das Opfer unangenehmer Erinnerungen sein muss. Warum nicht einfach die Erinnerungen umschreiben? Ich stelle mir seitdem gerne vor, wie die ein oder andere Situation für mich zufriedenstellend ausgegangen sein könnte. Schon werden ganz andere Regionen des Gehirns benutzt und ich erschaffe selbst, anstatt das Oper zu bleiben.

Auch eine Selbsthypnose ist möglich. Hierfür ist es sinnvoll zu lernen einen Gegenstand mit den Augen zu fixieren und sich Phantasiebilder zu erschaffen. Weiterhin sollte man die Technik der Hypnoseauflösung beherrschen. Dazu stellt man sich vor, dass man in Gedanken von eins bis drei zählt, um dann den Selbsthypnosezustand zu verlassen. Am besten geht man auf „Nummer Sicher" und fügt noch ein paar körperliche Übungen hinzu, um den Kreislauf anzuregen.

Selbsthypnoseübung: Dein magischer Ring

- Sieh ohne zu blinzeln nach oben zu deiner Stirn. Deine Augenlider werden schwer. Mit jedem Atemzug werden deine Augenlider schwerer und schwerer, immer schwerer. Sieh weiter nach oben, ohne zu blinzeln. Deine Augenlider werden immer schwerer und schwerer und schwerer. Deine Augenlider sind schon so schwer, dass du kaum noch nach oben blicken kannst, ohne zu blinzeln. Deine Augen brennen, als wären Sandkörner darin, und alles verschwimmt. Du hast kaum noch Kraft, deine Augenlider offen zu halten, so bleiern schwer sind sie. Mit jedem Atemzug werden sie schwerer und schwerer - und du gibst dem Schweregefühl nach - ohne zu blinzeln lässt du deine Augen zufallen.
- Füge jetzt eine Schwere-Übung des autogenen Trainings hinzu. Deine Schultern werden bleiern schwer, immer schwerer und schwerer, bis die Schwere über die Oberarme und Ellbogen in die Unterarme fließt. Deine Arme sind bleiern schwer. Mit jedem Atemzug werden deine Schultern, deine Arme und deine Hände immer schwerer und schwerer. Auch deine Hüftgelenke

werden immer schwerer und schwerer und sinken in die Unterlage. Die bleierne Schwere deiner Hüften weitet sich über die Oberschenkel, Knie und Waden bis zu den Füßen aus. Deine Beine werden schwerer und schwerer. Diese bleierne Schwere der Arme und Beine geht jetzt auf den Rumpf über. Dein ganzer Körper ist schwer und versinkt in der Unterlage. Nur dein Kopf bleibt kühl und klar und frei. Dein ganzer Körper ist schwer und ruhig und jetzt werden auch deine Gedanken ruhig, immer ruhiger und ruhiger. Die Geräusche um dich herum werden immer nebensächlicher - nichts stört. Lass die Gedanken, die aufkommen, einfach vorbeiziehen, wie Wolken am Himmel.

- Zähle von zehn bis eins und spüre, wie mit jeder Zahl dein Körper noch ruhiger und entspannter wird. Zehn - neun - acht - sieben - sechs - mit jeder Zahl wird dein Körper schwerer und wärmer - fünf - immer schwerer und wärmer - vier - dein Körper wird mit jedem Atemzug schwerer und wohlig warm - drei - mit jeder Zahl füllt sich dein Körper mit Ruhe und Entspannung - zwei - deine Muskeln, Nerven und Zellen füllen sich mit Ruhe, Wärme und Entspannung - eins - atme ganz tief und ruhig, du bist vollkommen ruhig und entspannt.
- Dein Körper ist jetzt so schwer, dass du ihn kaum bewegen kannst. Dein Arm ist so schwer, als wäre er aus Blei, als würden Sandsäcke auf ihm liegen. Versuch, ihn leicht anzuheben (der Versuch, den Arm zu heben, wird dir nach und nach Vertrauen in deine Selbsthypnosefähigkeit geben). Lass dann wieder Blei in ihn fließen und in deinen ganzen Körper.
- Nun entspanne auch geistig und stelle dir vor, du würdest dich an einem wunderschönen Ort entspannen. Male dir die Sonne aus, die Blumen, den Duft usw.
- Dann erhältst du ein Geschenk - einen Ring, den du selber bildest, indem du den kleinen Finger und den Daumen zu einem Ring zusammenlegst. Immer, wenn du in Zukunft positive

Energie benötigst, um dir einen Wunsch zu erfüllen oder ein Ziel zu erreichen, bildest du diesen Ring und alles was du dir vornimmst wird Wirklichkeit - solange es im Rahmen deiner Fähigkeiten und Möglichkeiten ist. Überlege dir einen Wunsch und stelle dir seine Erfüllung vor. Nutze dann immer wieder den Ring, auch in Zukunft, um dein Unterbewusstsein auf Erfolg zu programmieren. Viele Menschen haben so Erfolg gehabt, auch du kannst Erfolg haben. Übe es, den Ring zu benutzen. Immer wenn du in Zukunft den Ring aktivierst, wird dein Unterbewusstsein die nötige Energie bereitstellen, um dir zu helfen. Mit jedem Aktivieren des Rings wird die Kraft verstärkt.

- Stelle dir nun eine Situation vor, in die du unverhofft gerätst und in der du unsicher bist und Angst hast. Fühle, wie nervös und angespannt du bist, weil du dich in der Situation nicht wohlfühlst. Dann bilde den Ring. Du bemerkst sofort, dass es dir durch die positive Energie des Rings bessergeht. Mit jedem Atemzug wirst du selbstbewusster und stärker. Nichts kann dich mehr nervös machen. Du denkst, fühlst und handelst positiv. Spüre genau in die Veränderung hinein. Du fühlst dich wohl. Gelingt es dir jetzt, dich besser zu fühlen und die Kraft des Rings in dich aufzunehmen, wird es dir bald jederzeit gelingen.
- Zähle von eins bis drei und erst bei drei öffne die Augen. Fühle dich frisch, munter und entspannt. Eins - die Schwere entweicht dem Körper, der Kopf ist leicht und frei - zwei - die Schwere ist nun aus dem Körper heraus, du fühlst dich unbeschreiblich wohl - drei - beweg die Zehen und die Finger, beweg dich von außen nach innen, schüttele die Arme und Hände und bewege und strecke dich, bis du wieder ganz fit und frisch bist.

Frei nach Thomas Scherz, Praxisbuch der Mentaltechniken

Du kannst die Übung auch einfach aufnehmen (z.B. auf dein Smartphone) und die Aufnahme regelmäßig anwenden.

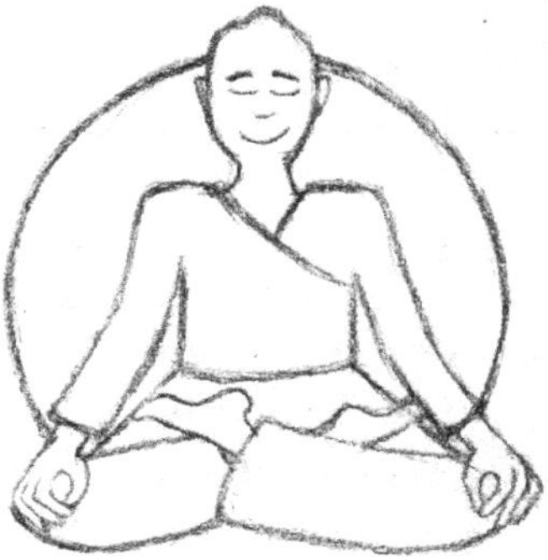

Ishti: Sei offen für verschiedene Therapieverfahren. Vielleicht ist Hypnotherapie ein guter Ansatzpunkt für dich.

Aufräumen und Entrümpeln

Man sagt, die Wohnung sei der Spiegel der Seele. Da versteht es sich, dass man sie pflegt und nicht verwahrlosen lässt. Ordnen und Entrümpeln kann auch der Seele guttun. Ich erinnere mich, als Kind immer Schubladen aufgeräumt zu haben, um dann besser schlafen zu können. Es hatte einen beruhigenden Effekt auf mich und tat irgendwie gut. Noch heute neige ich allerdings - wie viele andere Menschen - dazu, Dinge aufzubewahren, die ich quasi nie benutze, und muss mich zwingen, dann und wann in den Keller zu gehen und diesen zu entrümpeln. Vasen und Deckchen von meinen lieben verstorbenen Verwandten türmten sich dort, und auch Spielzeug, Dekoration und andere Erinnerungen. Somit hatte ich mir quasi einen Nebenjob angelacht - ich verwaltete alte Dinge, räumte sie von links nach rechts, packte sie immer wieder um und nahm sie bei jedem Umzug mit. Irgendwann las ich mal den Ausspruch „Was man hat, das hat einen“. Genauso fühlte es sich an. Die Dinge hatten mich fest im Griff. Und so lernte ich, mich zu befreien und loszulassen.

In der indischen Wohnraumlehre Vastu ist es wichtig, bestimmte Himmelsrichtungen in Räumen frei zu lassen und andere eher zu beschweren. Ich probierte es aus und wohne seitdem in Räumen, in denen man atmen kann.

Die Tiefenpsychologie geht davon aus, dass vollgestellte Keller im übertragenen Sinne ungelöste Konflikte seien. Entrümpeln wir den Keller, verschaffen wir uns endlich Luft. Vielleicht ist es Zeit loszulassen. Und je weniger wir besitzen, desto unabhängiger sind wir von Konsumzwängen.

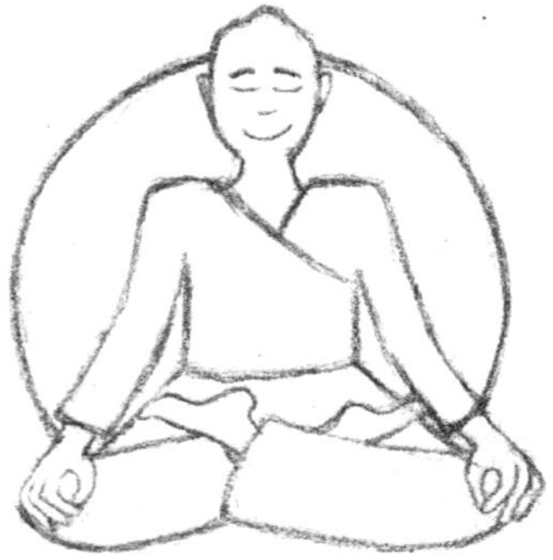

Ishti: Durchstöbere Schränke, Schubladen, deinen Schreibtisch, die ganze Wohnung, den Keller, die Garage etc. nach Dingen, die du nicht mehr brauchst, und wirf sie weg oder verschenke sie. Diese Übung symbolisiert im Tun, was dadurch auch auf psychischer Ebene angestoßen wird. Altes, nutzloses Zeug wird losgelassen, der Energiefluss in Bewegung und das Haus in Ordnung gebracht.

Das Gleichgewicht behalten

Hier noch ein Hinweis zu den vielen helfenden Techniken - diese können großartige Instrumente sein, um uns zu verändern, um besser zu werden, um gesund zu werden und um uns auf eine bessere Lebenslinie emporzuschwingen. Unglaubliches ist möglich, wenn wir nur wissen wie. Aber bei allen Visualisierungen, Wünschen, Zielen usw. gibt es doch eine nicht zu unterschätzende Regel, die ich in vielen bedeutenden Büchern vermisse: das Maß behalten. Genauso, wie es negative Effekte hat, sich selbst schlecht zu machen, eigene große Werke runterzuspielen oder Positives an sich selbst nicht anzuerkennen, so kann es auch schlechte energetische Auswirkungen haben, seinen Wünschen und Zielen eine zu große Bewertung beizumessen und diese fanatisch zu verfolgen. Solche maßlosen Überbewertungen und Idealisierungen scheinen ein Ungleichgewicht an Energie herzustellen und führen immer zu einer Desillusionierung oder zu einer Entmystifizierung.

Als Beispiel kann ich die Geschichte einer jungen Frau erzählen, die die Schuld ihrer schlechten psychischen Verfassung und ihres gescheiterten Studiums allein dem System der Stadt gab, in der sie lebte. Ihr sehnlichster Wunsch war der Umzug in eine andere Stadt, der sie alle positiven Merkmale zuschrieb, die sie gerade vermisste, und das, ohne die Stadt überhaupt zu kennen. Sie war von diesem Plan nicht abzubringen. Diese Überbewertung und Idealisierung konnte nur in einer großen Enttäuschung enden, denn dort realisierte sich nichts von dem, was sie sich versprach, und ihr Zustand verschlechterte sich noch, da sie niemanden kannte und ganz neu anfangen musste.

Genauso ist es meist dann, wenn ein gewünschter Partner vollkommen überidealisiert wird, und nur die feste Verbindung mit diesem Menschen das Glück bringen soll.

Ein weiteres Beispiel ist die ständige Beschäftigung mit der eigenen Erkrankung, um eine Heilung zu finden. Wollen wir etwas nicht mehr haben, sollten wir uns nicht damit beschäftigen, sondern nicht beachten, um ihm keine Energie mehr zu schenken.

Auch das fanatische Treiben von Sport oder Yoga bringt den gegenteiligen Effekt. Einer meiner Klientinnen gelang es einfach nicht, beim Laufen Maß zu halten. So lief sie entweder gar nicht oder aber an jedem Tag eine so immense Strecke, dass sie Raubbau an ihrem Körper trieb. Das Ziel, zu mehr Gesundheit und Ausgeglichenheit durch Sport zu kommen, erreichte sie einfach nicht, da sich jedes Mal, wenn sie damit begann, ein ausufernder Prozess in Gang setzte, der eher zu einer Erschöpfung als zu Gesundheit führte.

Warum funktioniert also die fanatische Beschäftigung mit einem Ziel nicht, wo doch Techniken wie Visualisierungen, Wunschformulierungen, Gebete und ähnliches so viel versprechen und gewünschte Änderungen herbeiführen sollen? Nun, wir müssen uns an die Naturgesetze halten und Extreme vermeiden, um keinen großen Energieüberschuss zu verursachen, der wie ein Pendel negative Auswirkungen verursachen kann. Nur noch zu meditieren, zu trainieren oder uns zu intensiv und fanatisch mit einem Wunsch zu befassen, wird uns nicht weiterbringen, da es kein Weg der Mitte ist. Es geht darum im Gleichgewicht zu bleiben und Maß zu halten. Das ist eine sehr wichtige Lebensregel.

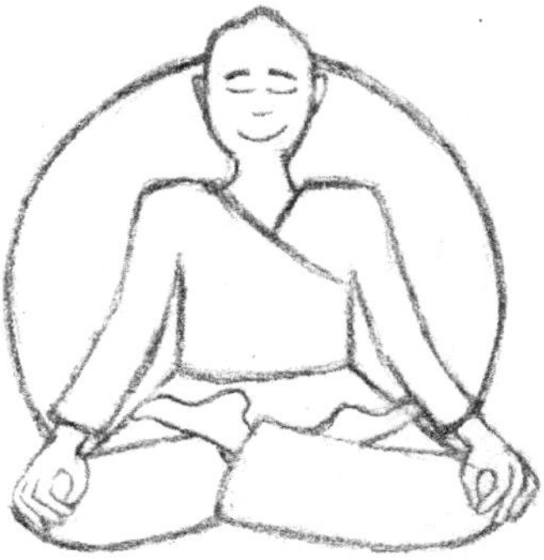

Ishti: Sei maßvoll bei allem, was du tust. Nur Wünsche und Ziele, die frei sind von Wichtigkeit und Abhängigkeit, gehen in Erfüllung.

Nachwort

Beim Schreiben des Buches und bei meiner Recherche nach hilfreichen Techniken ist mir aufgefallen, dass sich bestimmte Elemente immer wiederholen. Nachdem ich mir diese Wiederholungen genauer angesehen habe, bin ich zu dem Schluss gekommen, dass eben diese Elemente enorm wichtig sind. Ich habe während des Schreibens versucht, mich gleichzeitig weiterzubilden, was weitere Techniken zur Gesunderhaltung des Geistes anging, und konnte daraus nichts mehr hinzufügen, denn alles Notwendige ist bereits gesagt. Hilfreich zur Prävention und Heilung sind:

- ein achtsamer Umgang mit seinem Körper (Ernährung und Sport) sowie
- Entspannung und Atmung
- in Kombination mit positivem Denken und Arbeit am Geist (Dankbarkeit, Zielsetzung, Visualisierung u.ä.)

Das führt zu einem

- entspannten und wohlwollenden Umgang mit sich selbst und anderen und stößt heilsame Prozesse an.

Interessant ist, wie sehr das den Säulen des Hatha Yoga entspricht: Körperübungen, Atembewusstheit, Entspannung, Meditation und positives Denken sowie Ernährung.

Es gibt nicht die *eine* Heilmethode und es ist müßig, sich die Streitereien zwischen Schulmedizinern und Vertretern von alternativen Heilmethoden anzuhören. All die verschiedenen Heilmethoden auf unserer Welt müssten zu einer Synthese vereinigt werden, denn sie widersprechen sich eigentlich nicht. Abgesehen davon sind es nicht die Ärzte oder Heilpraktiker, die uns gesundmachen. Wir selbst haben die Fähigkeit uns zu heilen, und können höchstens dabei unterstützt werden.

Wenn du es schwierig findest, die Übungen und Techniken umzusetzen, dann heißt das, dass es möglich ist - „schwierig" heißt, es kann möglich sein. Ich selbst habe mit einer analytischen Herangehensweise begonnen, mir erst einmal Wissen über die Erkrankung angelesen und mir Rat bei einem Psychiater geholt, der mir Autogenes Training beibrachte. Die Therapien haben mir mehr Handwerkszeug und Erklärungen geliefert. Nebenbei habe ich vieles ausprobiert, von Akupunktur über Thaimassage bis zur Yogapraxis. Jede Methode hat mich ein bisschen vorangebracht und alles zusammen vielleicht dahin, mich in meinem So-Sein anzunehmen - und das heilt. Das wünsche ich dir auch.

Ich würde sagen, dass ich zu 98 Prozent geheilt bin. Die zwei Prozent Restsymptome nerven manchmal wenn ich verreist bin oder mich inmitten einer großen Menschenmenge befinde, aber das gehört zu mir und ist in Ordnung. Für die Heilung der anderen 98 Prozent möchte ich der Schulmedizin für die interessante Aufklärung danken, aber verneigen möchte ich mich vor den vielen tiefgehenden Yogatechniken, die unglaubliche Veränderungen bewirken und ganz nebenbei zu mehr Fitness und einem guten Körpergefühl führen können. Die meisten der hilfreichen Techniken, die ich gefunden habe, stammen entweder aus dem Yoga oder es gab eine Jahrtausende alte ähnliche Übung aus dem Yoga, wie z.B. das positive Denken oder meditative Techniken.

Was immer du auch aus diesem Buch mitnimmst - ich wünsche dir, dass es dich dazu bringt, die beste Version deiner Selbst zu werden, die vielleicht gesünder, heiterer und gelassener ist und mehr Freude und Liebe empfindet.

Weiterführende Literatur

Das große illustrierte Yoga-Buch. Vishnu-Devananda und Marcus Bach. J. Kamphausen Verlag, Auflage 9, 2001.

Das Yoga-Lehrbuch: Theorie und Praxis nach der ältesten Yoga-Schule der Welt. Gerhard Pflug. Schirner Verlag, Auflage 1, 2004.

Das kleine Übungsheft - Achtsamkeit. Ilios Kotsou, Claudia Seele-Nyima. Trinity, Auflage 10, 2013.

Der Healing Code: Die 6-Minuten Heilmethode. Alex Loyd, Ben Johnson. Rowohlt Taschenbuch, Auflage 41, 2012.

Die Kraft der Gedanken. Swami Sivananda. Sivananda Yoga Vedanta Zentr., Auflage 3.

Du musst nicht von allen gemocht werden: Vom Mut, sich nicht zu verbiegen. Ichiro Kishimi, Fumitake Koga. Rowohlt Taschenbuch, Auflage 10, 2018.

Hashimoto's Protocol: A 90-Day Plan for Reversing Thyroid Symptoms and Getting Your Life Back (Englisch). Izabella Wentz PharmD. HarperOne, Auflage 1, 2017.

Imagination als heilsame Kraft: Ressourcen und Mitgefühl in der Behandlung von Traumafolgen. Luise Reddemann. Klett-Cotta, Auflage 21, 2019.

Jetzt! Die Kraft der Gegenwart: Ein Leitfaden zum spirituellen Erwachen. Eckhart Tolle. Kamphausen Media GmbH, Auflage 11, 2018.

Körperübungen für die Traumaheilung und zur Stressreduktion im Alltag. David Berceli. Norddeutsches Institut für Bioenergetische Analyse e.V., Auflage 8, 2018.

Meditation und Mantras. Swami Vishnu-devananda. Sivananda Yoga Vedanta Zentrum, 1998.

Peace Food: Wie der Verzicht auf Fleisch Körper und Seele heilt. Ruediger Dahlke. Gräfe und Unzer Verlag GmbH, Auflage 15, 2011.

Praxisbuch der Mentaltechniken: Übungen für ein positives Körper- und Lebensgefühl. Thomas Scherz. Droemersche Verlagsanstalt Th. Knaur Nachf., 2000.

Sieben Geistige Gesetze: Die entschlüsselten Geheimnisse der Hermetik. Fabian Wollschläger. Independently published, 2019.

Simplify your Life - Einfacher und glücklicher Leben. Werner Tiki Küstenmacher. Weltbild, 2002.

Stell dir vor: Kreativ visualisieren. Shakti Gawain. Rowohlt Taschenbuch, Auflage 11. Auflage, 2004.

Übungsbuch Resilienz: 50 praktische Übungen, die der Seele helfen, vom Trauma zu heilen. Mit CD. Fabienne Berg. Junfermann Verlag, Auflage 2, 2014.

Was kann ich tun? 50 einfache Methoden, um Stress und emotionale Probleme zu lindern. Osho und Mohani A. Marin Cardenas, Goldmann Verlag, Deutsche Erstausgabe, 2002.

Wünsche dir alles, erwarte nichts und werde reich beschenkt: Indische Philosophie für ein erfülltes Leben. R. Sriram. Gräfe und Unzer Verlag GmbH, 2012.

Quantenheilung: Wirkt sofort - und jeder kann es lernen. Frank Kinslow. VAK, Auflage 17, 2016.

Internetseiten

- https://www.dgppn.de/schwerpunkte/zahlenundfakten.html
- https://www.thework.com
- https://www.yoga-vidya.de
- https://www.misophonie.de

Auch von Lotus-Press

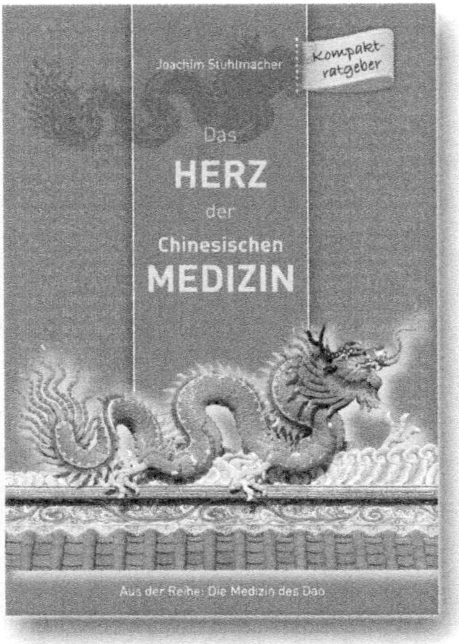

Joachim Stuhlmacher

Die Medizin des Dao, Band 1: Das Herz der Chinesischen Medizin

Die Chinesische Medizin mit ihrer über 6000 Jahre alten Geschichte hat einen grundlegend anderen Denkansatz als unsere "westliche Medizin". Auch die heute allgemein bekannte "TCM" (Traditionelle Chinesische Medizin) ist das Ergebnis eines Versuches aus den 1950er Jahren, die östliche Medizin an den Westen anzupassen. Thema dieses Buches nun ist die ursprüngliche, klassische chinesische Medizin (KCM), wie sie in der Han-Zeit in China geprägt und gelehrt wurde. Die klassische Art der Behandlung folgte immer der Idee des Eingebunden-Seins in die Natur, den Kosmos, das Dao. Dieser fremdartig anmutende Ansatz ermöglicht oft einen Zugang zur eigenen Genesung und Heilung, der weitaus effektiver als in anderen Medizinrichtungen ist. Im vorliegenden Band ist das Herz, die Essenz dieser alten Medizin in Theorie und Praxis beschrieben. Er ist Teil der Reihe "Medizin des Dao", in der jeweils unterschiedliche Aspekte der KCM wie Diagnostik, Therapie und praktische Übungen beschrieben werden.

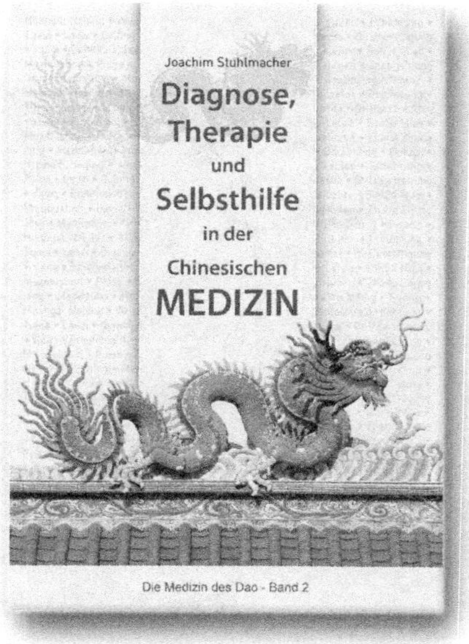

Joachim Stuhlmacher

Die Medizin des Dao, Band 2: Diagnose, Therapie und Selbsthilfe in der Chinesischen Medizin

Die Chinesische Medizin - umfassend, praktisch anwendbar und anschaulich dargestellt.

Die Chinesische Medizin hat eine mehrere tausend Jahre alte Tradition. Das »Universale Gesetz von Yin und Yang«, die »Fünf Wandlungsphasen« oder das Konzept des »Qi« erwecken auch im Westen zunehmendes Interesse. Neben einer Einführung in die Geschichte und Philosophie werden die Heilkonzepte, Diagnosemethoden und Therapien eingehend beschrieben. Außerdem gibt es viele wertvolle Hinweise zur allgemeinen Lebensführung und zur Gesundheitsvorsorge. Praktische Tipps für einfache Anwendungen laden dazu ein, die Wirksamkeit der Chinesischen Medizin zuhause selbst zu erproben.

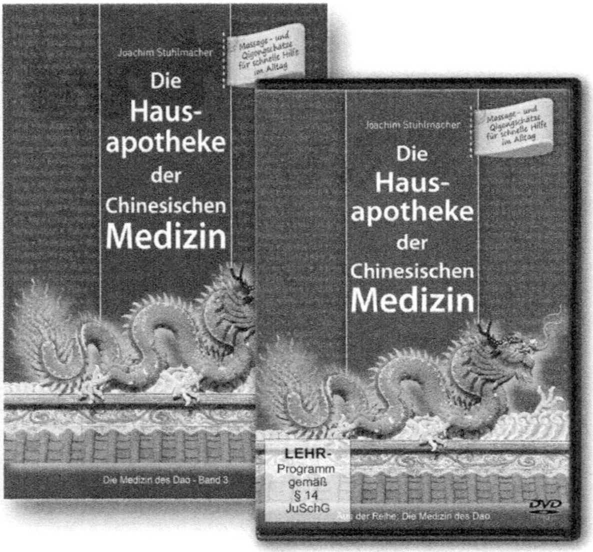

Joachim Stuhlmacher

Die Medizin des Dao, Band 3: Die Hausapotheke der Chinesischen Medizin

Qigong-Übungen, Akupunkturpunkt- und Meridian-Massagen und spezielle Meditationsübungen sind die Behandlungsmethoden aus der Chinesischen Medizin, welche sich für die Selbstanwendung eignen. Die Klassiker warten hier mit einem wahren Schatz an Möglichkeiten auf, wie sich mit einfachen Maßnahmen Beschwerden und Erkrankungen behandeln lassen. So hilft die Übung "Die Magenleitbahn anregen durch Klopfmassage" bei Verdauungsbeschwerden, "Das Himmelstor klopfen" bei der Vorbeugung von Demenzerkrankungen, "Den Hegu-Punkt massieren" bei Schmerzen, "Der SSS-Laut für die Lunge" bei Schlafstörungen, "Laogong massieren" bei hohem Blutdruck oder "Die rote heiße Kugel" bei sexuellen Störungen. Joachim Stuhlmacher erklärt jede der Übungen in Ausführung und Wirkungsweise, so dass sie zu Hause leicht praktiziert werden können.

Auf der DVD werden alle Übungen des Buches anschaulich vom Autor erklärt und demonstriert.

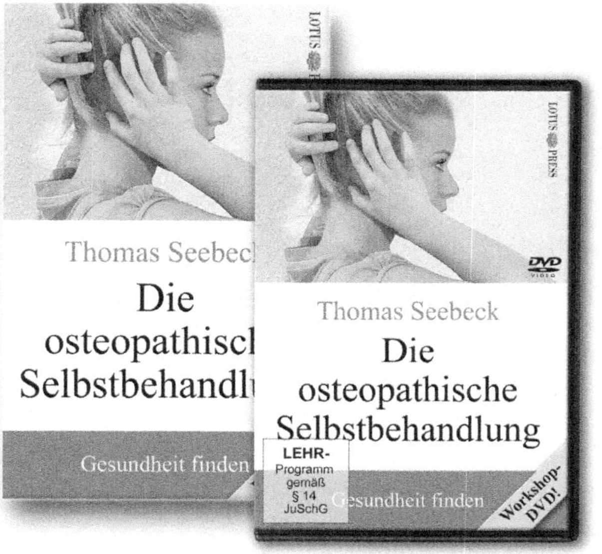

Thomas Seebeck

Die osteopathische Selbstbehandlung - Gesundheit finden

Osteopathie ist in aller Munde. Osteopathen wenden beim Aufspüren der Probleme ihrer Patienten ein umfangreiches Können und Wissen über die Strukturen und Funktionsweisen des menschlichen Körpers an. Wenig bekannt ist jedoch, dass sich die osteopathischen Techniken und Prinzipien wunderbar für die Selbstbehandlung eignen, da nur der Patient selbst unmittelbar in sich hineinspüren kann.

Im ersten Teil des Buches werden die Prinzipien der osteopathischen Behandlung erklärt.

Den Hauptteil bildet dann die 'osteopathische Hausapotheke', in dem Thomas Seebeck die häufigsten Beschwerden von Kopfschmerzen bis Fußverstauchungen beschreibt und zeigt, wie der interessierte Laie sie selbst auf osteopathischem Wege lindern oder sogar beseitigen kann.

Auf der DVD mit einer Gesamtlaufzeit von über 240 Minuten werden die Übungen des Buches zum Mitmachen angeleitet.

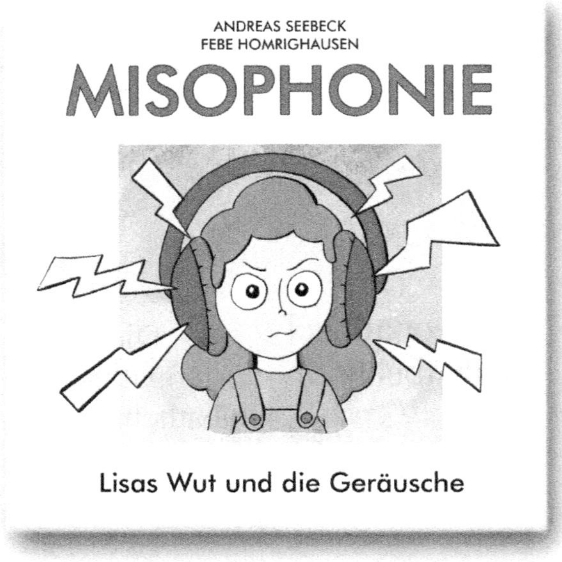

Andreas Seebeck (Autor) & Febe Homrighausen (Illustratorin)

Misophonie: Lisas Wut und die Geräusche

Kompakt und leicht verständlich: Wie entsteht Misophonie und was kann man tun, um sie in den Griff zu bekommen?

Lisa reagiert mit Wut und Ekel auf ganz normale, leise Geräusche. Sie weiß gar nicht, was mit ihr los ist und mit ihr leidet ihre ganze Familie. Dann stellt sich heraus, dass Lisa Misophonie hat und damit nicht alleine steht.

Viele Menschen sind von Misophonie betroffen, doch meist dauert es lange, bis sie auch nur erfahren, dass es einen Namen für ihr Problem gibt. Ihr Sozialleben ist oft extrem beeinträchtigt, die Suche nach Hilfe schwierig, denn auch in der Therapeuten- und Ärzteschaft ist Misophonie noch weitgehend unbekannt. Da Misophonie in den meisten Fällen im Alter von 8 bis 12 Jahren beginnt, ist Lisa ein typisches Beispiel, in dem sich sicher viele Betroffene wiedererkennen werden.

80 Seiten, mit zahlreichen Illustrationen, komplett in Farbe.

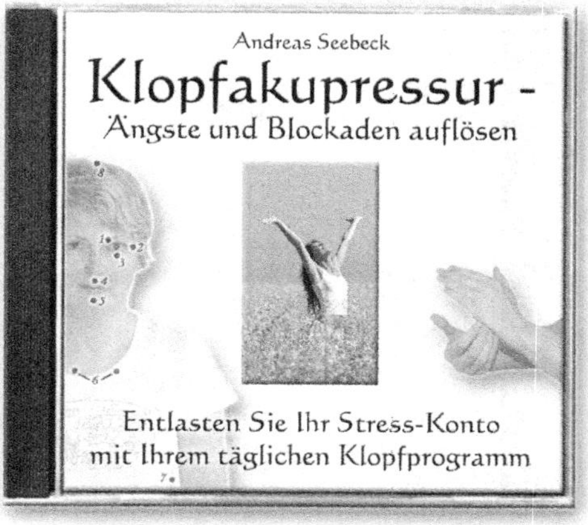

Andreas Seebeck

Klopfakupressur - Ängste und Blockaden auflösen

Entlasten Sie Ihr Stress-Konto mit Ihrem täglichen Klopfprogramm.

Wie geht es mir jetzt in diesem Moment? Gibt es etwas, das sich weniger als wundervoll anfühlt? Akuter Stress, alte Verletzungen, seelische Belastungen, die sich im Laufe der Zeit angesammelt haben - all das bildet Blockaden in unserem Energiesystem, die sich schnell und effektiv mit der Klopfakupressur auflösen lassen. Entlasten Sie Tag für Tag Ihr inneres Stress-Konto, kommen Sie Schritt für Schritt Ihrem persönlichen Frieden näher.

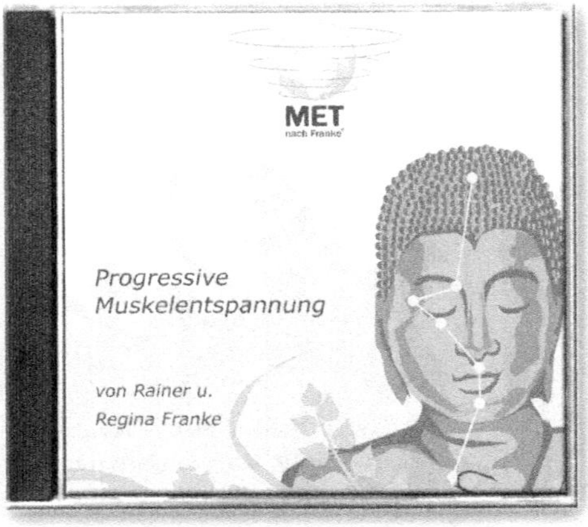

Rainer und Regina Franke

Progressive Muskelentspannung

Die progressive Muskelentspannung nach Edmund Jacobson ist die wohl weltweit verbreitetste Entspannungstechnik. Durch das An- und Entspannen bestimmter Muskelgruppen wird die Körperwahrnehmung verbessert, Muskelverspannungen können aufgespürt und gelöst, Schmerzzustände verringert werden. Ein Zustand tiefer Entspannung stellt sich ein.

Dipl. Psych. Rainer Franke, bekannt durch seine MET-Klopftherapie, führt in seiner gewohnt professionellen und ruhigen Art ganz im Sinne von Jacobson durch diese Übung.

Made in the USA
Monee, IL
04 November 2026

67383124R00144